いち病理医の「リアル」

市原　真　著
札幌厚生病院病理診断科

丸善出版

まえがきにかえて

『病理診断の「リアル」を伝授します』というタイトルで，本を書いてみませんか．そんな手紙が届いたのは，2017年1月のことです．最初にぼくは，こうお返事しました．

「その他の執筆者の方々のお名前など，おきまりの範囲で詳細をお教えいただければと存じます」

自分はあくまで「共著者のひとり」なのだろうな，と考えていたことがうかがえます．まさか，単著で書くことになるとは思っていませんでした．

ぼくは，病理医を代表できるタマではないです．病理診断の奥深さを語ることなんかできません．病理には歴史と知性が山積み．まだこの世界に入って15年弱しか経っていないぼくに，語り尽くせるものではありません．何往復もメールのやりとりが続き，息も絶え絶えになったぼくが，

「あくまでぼくがぼくのことを書く，『いち病理医の「リアル」』でしたら書けます……」

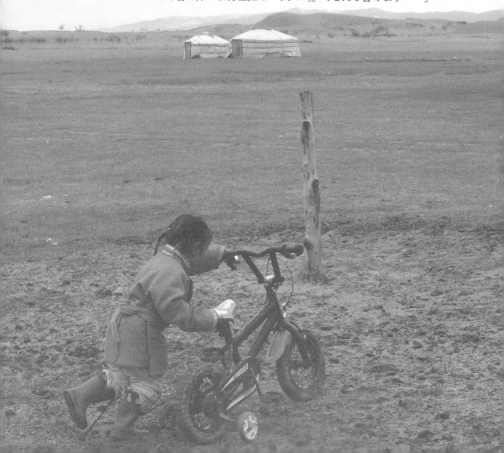

と送ってから1年とちょっと．その通りのタイトル，その通りの内容で，本ができました．とりあえずめくってみてください．小学館と集英社と講談社から転載許諾を取ったページがそれぞれあります．豪華すぎてひっくり返るかと思いました．1年前には思いもよらなかった展開です．読み物なのに「索引」があるというのもおもしろい．SNSだけでは達成できなかった見せ方に，書籍の凄さというのをあらためて感じています．企画・編集担当の程田さんには救われました．ツイッターで毎日なじられているので，優しいメールが来るたびに涙ぐんでおりました．ごめんなさい，今のはちょっと話を盛りました．

『いち病理医の「リアル」』は，その名の通り，ちっぽけな「いち病理医」の日常を書いた本です．病理医すべてを代表していません．病理診断の根幹を解説していません．けれど，いいよな，と思います．いち病理医が個人の視点で書いたもの，というタイトルなのですから．深夜の通販番組といっしょです．個人の感想です．

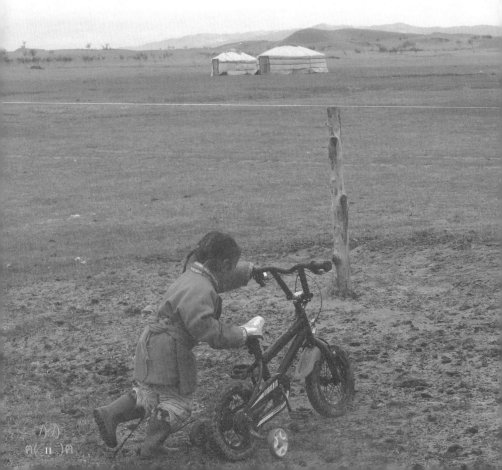

個人の感想，で思い出しましたが，ぼくは今まで，社会が持っている病理医という職業の印象にはちょっと困っていました．すぐ暗そうだとか言われる．治療もできないくせに何が楽しいのとか言われる．ちょっとツイッターやると，臨床医と違ってヒマそうですねって言われる．最後のは，完全にぼくが悪いですけれど，それにしても，「リアル」とあまりにかけ離れた世間の印象の数々には辟易していました．この本を書かせていただいたことで，社会の風評に対して一矢くらいは報いることができそうです．

　元々は「医書」のくくりでオファーをいただいたのに，「個人のリアルだったらなんとか書けます」と言い放って執筆したぼくはひどいやつです．お値段が強気の設定なのは，企画段階では医療専門家向けだったからです．ごめんなさい．

　けれど，程田さんはメールに書いてくださいましたね．

「『リアル』シリーズは，既存の医書の枠をどんどん壊してしまおう，よいものは，何でもアリ，のスタンスですので，先生のワールドをぜひご本の形で支援させていただければと存じます」

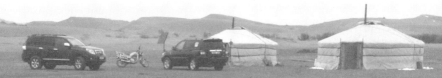

　おかげさまで自分のワールドをあちこち見渡しながら，医書執筆という名のマラソンを無事走り抜けることが出来ました．まさに個人の完走です．すみません，言いたかっただけです．

　この本の原稿を書き終わった直後，病理診断に関する講演をするためにモンゴルに行きました．背景の写真は，講演後にモンゴルの奥地で撮ったものです．悠久の大草原に補助輪で挑むいたいけな少女の写真と，医書の値段で一般向けの本を売り出すしたたかなぼくのイメージを重ねてどうする，と思わなくもないですが，程田さんはこの写真がとても好きだと言っていたのです．

まえがきにかえて　2017年11月2日

　　　　　　　　　　　　　　　　　　　　　市原　真（病理医ヤンデル）

いち病理医のリアル 目次

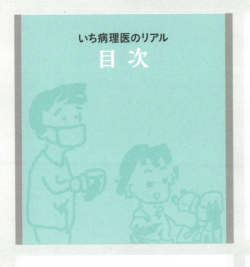

1 病理に暮らす

「VR病理医」．
病理医の目線を共有してもらおうと思って書いた章

P.1

2 診断が好きだ

治療もしないくせに医者なの？
というご質問をいただきがちな病理医が，
医療とは何かを説明する章

P.25

3 敵に名前をつけろ

診断って結局なんなのだ．
病気を分類して確定することが，
どのように役立つのかを知る章

P.45

4 スケッチよりもシェーマ

形態診断学は見たものを見たまま記録するのではなく，そこに何らかの意図を付与する仕事であり，おもしろいんだよ，という章

P.63

5 退避・対比・コミュニケーション

病理医はコミュ障の仕事であり，
Twitterとかやりまくってるちょっとキモいオタク，
というイメージを扱う章

P.77

6 石橋を叩いて渡す

病理医は基礎研究とのつながりも多い．
基礎研究の話もしよう，
怖がらなくていいよと諭す章

p.95

9 ドラえもんに会う前に

AI（artificial intelligence）と
医療との関係を，現段階でなるべくまじめに
考える章

p.143

7 君が作家なら，ぼくは編集者

病理医の仕事は分類，そして記載である．
病理医は言葉を選ぶことに
丁寧であってほしいと願う章

p.117

10 ある病理医のリアル

ぼくのエッセイを
皆さんに押しつける章

p.165

8 ついついマルチなお節介

病理医はワークライフバランスに優れている
（子育てママに最適）などというが，これをもうちょっと
おしゃれに言い換えられないかともくろむ章

p.127

COLUMUN いち「病理医」のつぶやき

❶ お付き合いのある医師，とそうでない医師　P.52
❷ 病理医に求められる「決断」とは？　P.60
❸「癌」と「がん」の由来は，カニ…(?)　P.99

【イメージ提供】
❶『ONE PIECE』ゴーストバスター　P.76
❷『フラジャイル 病理医岸京一郎の所見』
　岸先生，最大の試練です！　P.134
❸『ドラえもん』お医者さんカバン　P.160

装丁・本文デザイン：佐野裕子

いち病理医のリアル

Contents

1 病理に暮らす

2 診断が好きだ

3 敵に名前をつけろ

4 スケッチよりもシェーマ

5 退避・対比・コミュニケーション

6 石橋を叩いて渡す

7 君が作家なら，ぼくは編集者

8 ついついマルチなお節介

9 ドラえもんに会う前に

10 ある病理医のリアル

1 病理に暮らす

「VR 病理医」．病理医の目線を共有してもらおうと思って書いた章

病理医とはそもそも何をしているのか．病院でどんな顔でうろついているのか．
周りからはどう見えているのか．働いていて，楽しいものなのか．
……流し読んでいただければ幸いです．

出勤しました．おはようございます！

ぼくには，担当する「外来」がありません．様子を見に行く「病棟」もありません．まっすぐ，「検査室」に向かいます．当直の臨床検査技師さんに挨拶をしました．ほかの技師さんはまだ出勤してきていません，職場は寒々としています．季節は3月，長かった札幌の冬もようやく折り返して，少しずつ道の両脇に積み上げられた雪が削れてきたところです．朝6時半，始業前の検査室の奥の奥，窓から浸みる冷気がデスクの周りに澱んでいます．暖房が強く効き始めるのは，もう少しあとになります．自分の椅子にかけてあった膝掛けを手に取ります．コーヒーは，もう，飲んできました．

L字型に配置したデスク．前方に公費のPCが1台，左に私物のPCが1台，2台のPCがぼくを待ち受けています．右には窓，うしろには本棚，今日も「穴熊」となります．狭いところが落ち着く性格というわけでもなかったのですが，落ち着いてみるとそこは狭いところでした．

本棚の前にかばんを立てかけましょう．スーツのジャケットを脱いでハンガーにかけましょう．靴をサンダルに履き替えて，椅子に座ったら，2台のPCを起動して，フルオート顕微鏡のスイッチを入れます．対物レンズ7個が装填されたレボルバーがモーター音を立て，コンデンサーが二度ほどガシャンガシャンと動き，二度の短いビープ音がして，初期設定が終わります．

デスクの上には，おそらくは昨日の夜更けに同僚が診断したのであろう診断書が，「あとはよろしく」とばかりに置かれています．

PC の立ち上げを待つあいだに診断書の文面をチェック，ログイン画面が開いたらパスワードを入力します．私物 PC は院外インターネットに接続し，メールとブラウザを立ち上げます．イヤホンを耳へ．まだ音楽はかけていません．公費 PC は診断支援ソフトの読み込みを始めています．パスワードを入れ，依頼書のバーコードを読み取り，さあ，今日の仕事は「診断チェック」からスタートすることにします．

でもその前に……．

私物 PC で Twitter にアクセスします．もはや儀式のようなものです．83,748 人のフォロワーに向けて，1 つ，ツイートをします．

「おはようございます．さっそくですがぼくは今日から敬語で上品なツイートをします．これから書き始める本の編集部から，『口調は，ですます調にしましょう』と，提案されたからです．ですからぼくは今日から敬語で上品なアカウントになります（フラグ）」

ツイートを送信したら，タイムラインの反応を待たず，すべてを忘れて脳を「診断モード」に切り替え，生検標本[*1]に向き直ります．

同僚が「一次診断」した診断書を見て，その思考プロセスをなぞりながら，自分でも顕微鏡を見て，同僚の診断に同意できるかどうか，落とし穴がないかどうかを確認します．これが，診断チェックという仕事です．

チェックは，一次診断に比べれば，比較的短時間で終わらせることができます．ただし，1 人目とは違った目線で新たな価値を付加したり，ミスを拾い上げたりする仕事であるため，一次診断とはそもそも脳の使い方が異なるように感じます．

1 つひとつの仕事が短時間で終わること，一次診断者のベースカバー的な役割を持ち，注意力が要求されることなどから，チェック業務は，脳の各種センサーが広く浅く張り巡らされているような早朝向きの仕事だな，と思っています．

文面に不備がないことを確かめて，同僚が「仮登録」した診断を「本登録」します．電子カルテに診断書が送信され，これで担当医がレポートを見られるように

---

*1…生検標本：患者の病気を探るため，胃や肝臓，乳腺，皮膚などから「ありんこくらい」の小さな組織をつまんで採ってくることを「生検」という．組織を顕微鏡で見るためにプレパラートに加工したものが「標本」．

なりました．1件終了です．全行程に要した時間は，120秒．

1人の人生を大きく左右するレポートの確認作業に，120秒．

　同僚によって一次診断がすでになされているから120秒で済むわけですが，それにしても，ずいぶんとヤクザな仕事だ……と，思わなくもありません．

　さあ，次の診断チェックを行おう，と思った矢先，イヤホンからアラーム音が聞こえました．メール着信．公費PCから私物PCへ，体の向きを90度変更します．脳を「診断モード」から「それ以外モード」に切り替えます．もうちょっといい名前がないだろうかとも思うのですが，なんというか，感覚的に，「それ以外モード」としか呼びようがないんですよね．

　メールは，先日，論文を一緒に書いた方からでした．論文に記載するぼくの職場名に誤りがないかどうかを見てくれ，という用件です．よかった，すぐに解決する案件です．いわれた通りに確認を行い，「大丈夫です」とひと言返信して，読み終わったメールを仕事ごとに区分けしたフォルダにぶち込みます．受信トレイには現在進行中のメールだけを表示させて，終わった案件はすべてフォルダにしまうようにしています．受信トレイがすっきりからっぽだと，心が晴れ晴れします．

　メールのやりとりを終わらせ，「診断モード」に戻ろうと思いますが．
　そうだ，ついさっき，

「（前略）敬語で上品になります（フラグ）」

みたいなツイートしたっけな．

　ブラウザに目をやりましょう．Twitterは，「それ以外モード」であるうちに目を通すのがコツです．当たり前か．
　ぼくのツイートに対するリプライ（返信）が届いていました．

「敬語で上品になる？　無理でしょう」
「相変わらずですね」
「敬語で上品なギャグお願いします！」

　こんなのばかりが 6 通届いていました．まだ 7 時前ですよ．皆さん早起きですね．しかも，「ギャグの依頼」があります．ぼくの Twitter では，おなじみの風景となりました．依頼には応えなければなりません．

　フォロワー全員に見えるような形（非公式 RT）で，返事を公開します．フォロワーから依頼されたギャグを呟くときは，4 連続でツイートするのが作法となっております．

「承りました．(ʻ-^) b RT @xxxx: 敬語で上品なギャグお願いします！」

「上品なギャグか……」

「（検閲削除）な上品『ジョー＼ひぃん！／』」

「ありがとうございました（敬語）.」

　意味がわからない人はそのまま幸せな人生を送ってくだされればいいと思います．インターネット・ミーム[*2] は歌舞伎座や寿司屋の符丁と一緒で，知っている人どうしがこっそりほくそ笑むためのものであり，知らない人は知らないままにしておくほうが平穏，そういうものです．

　120 秒かからずに考えたギャグは電子の海に消えていき，体温が少し下がったところで，脳内キャッシュを削除し，ブラウザを閉じます．こんなことをしている場合ではないのです．さあ，ギアを「診断モード」に戻しましょう．

　次はちょっと困難な症例です．小指の爪の切りカスよりも小さな検体[*3]を隅々まで見て，同僚が一次診断に至ったプロセスを脳内で追体験するのに，15 分ほどかかりました．同僚，苦労したろうな．一次診断にはきっと 1 時間以上かかったろう．それにしても，細かいところまでよく考えられている．よし，同意しよう．診断を本登録します．軽く息をつきます．

＊2…インターネット・ミーム：internet meme とは，インターネットを通じて広がり進化していく情報のこと．一般的には，ネット上で流行っているおもしろネタ，くらいの意味合いで使われる（のだそうです）.

次の診断に入る前に，Twitter のタイムラインに目をやります．先ほどのダジャレに対し絶賛の声が多数寄せられています．

「ないわ」
「逆にアリだ」
「相変わらずですね」
「敬語で上品です」
「安定の低クオリティで安心しました」

皆さんの温かい声援がぼくの力になります．
自然と，お返事も，丁寧に．

「ウッス」「そっすね」「そっすか」「よく言われます」「ウッス」「そっすね」

定型文でおざなりな返事を返します．「コピペで済ませないでください」，怒られました．
病院の始業時間が，近づいています．早朝業務は好調です．

ボスが出勤してきました．おはようございます．技師さんたちの挨拶する声も聞こえてきます．受付の事務さんにもご挨拶．

さあ，そろそろ，同僚のチェックではない，「自分の診断」を始める時間です．

まだ誰も見ていない，よく揃えられた依頼書．
臓器のどの部位を標本作製したかが書かれているマッピング図．
番号順に揃えられたプレパラート．

「馬手に標本，弓手に依頼書の姿勢」

を取ります．しばし，Twitter ともお別れです．病理学に深く潜水する時間が来ました．私物 PC で iTunes を起動して，あまり歌詞の聞こえてこないタイプの曲を

＊3…検体：プレパラートは「検体」，手術で採ってきた臓器も「検体」，血液検査における血液も「検体」，検査する物体（かたちあるもの）は，全部検体と呼ぶ．

かけます．一次診断を始めます．

ぼくの職業は，病理診断医，あるいは単に病理医といいます．

　病理医の働き方は人それぞれです．ここまで書いてきたような，
「あっちへこっちへ忙しく視線をさまよわせるような落ち着かない働き方」
をするのが，病理医の一般的な姿であるとは，正直，思っていません．
　ほかの病理医は，もっと，重厚で，丹念で，丁寧で，情念を静かにほとばしら
せるような，そういう仕事をなさっているはずです．
　そう，ぼくも，本来は，もっと落ち着いていて，格調高くて，世の期待を一身に
背負っていて，学術の極みにあり——

　♪ポコンポコン．

リプライががんがん届く音がします．

「予定調和ですね」
「ツッコミ待ち乙」
「ちゃんとリアルを話してください」

ウッス．そっすね．よくいわれます．

　始業しました．仕事をしましょう．
　最初に診るのは，乳腺の術材*4 です．乳腺から部分切除された検体が，25 枚
のプレパラートとなって，今，目の前にあります．少し息を吸って，端から順番に
顕微鏡でのスキャンを開始します（図1）．

＊4…術材：病理医が診断するのは，ありんこサイズの生検標本だけではない．手術で採ってきた大きな臓器も診断の対象となる．手術で採っ
　　てきた臓器のことを，手術材料，略して術材（じゅつざい）と称する．

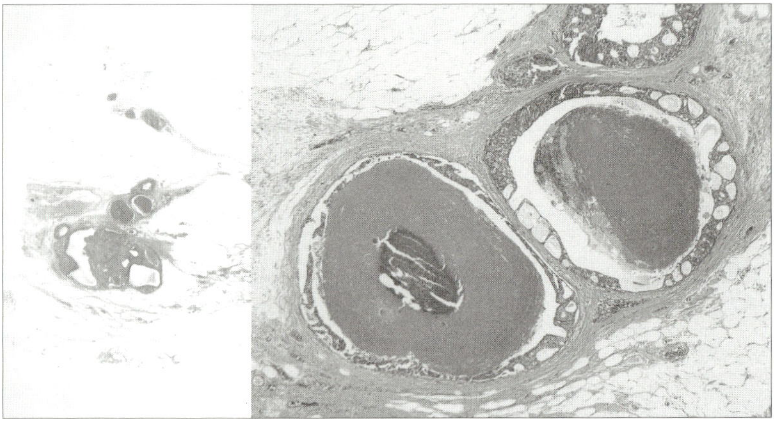

図1　乳腺の手術材料（略して「術材」）例（写真）

（ここで，試しに，診断中にぼくの頭の中で鳴り響く声を「実録」してみますが，書いてみたところ，自分で読んでうんざりしました．皆さんもあんまりまじめに読まなくていいですよ．てきとうでいいです．）

　　――脂肪組織が見える．脂肪組織中に血管がまばらに走っている．正常の乳腺組織だ．前方境界線は保たれている．脂肪の少し混在した，年齢相応の乳腺組織である．乳管がある．TDLU（terminal duct lobular unit）もある．一部に軽度炎症をともなう．既往の生検の影響だろうか．そろそろ病変が出てきそう．石灰化あり．まだ出てこない．あっ，拡張乳管だ．内部に壊死がある，捉えた！

　　明らかな細胞異型，核異型．こいつがこの病気のご本尊だ．

おまえは，がんであるな．見つけたぞ．神妙にいたせ．

　　病変の範囲を確認しよう．切除範囲内に収まっている．浸潤の程度はどうか．乳管内に留まっているだろうか，あるいは，間質にしみ込んでいるだろうか．

　　25枚を高速スキャンして，だいたいの範囲のマッピングを終えてから，もう一度，がんのある部分を詳細に観察する．いつもの手順でいこう．

　　レンズを強拡大に切り替える．フルオート顕微鏡が，スイッチ1つでレンズやコンデンサーなどをすべて切り替えてくれる．

＊5…免疫染色：正しくは「免疫組織化学」．細胞の中に含まれるさまざまなタンパク質の中から1つを選んで，強調して色つけする技術．めちゃくちゃ診断の役に立つ．正確には染色（染め物）ではないのだが，免疫反応というワザを用いて色をつけるため，俗に「免疫染色」と呼ぶ．

核異型の強さはどうか．核は均質か，不均質か．隣どうしの核に違いがあるか．あるいは逆に，似通っているだろうか．細胞どうしは重なり合っているか，はたまた，お互いを押しのけているか．核分裂像はどうだ．多いか，少ないか．壊死や石灰化の分布は．二相構造を失った乳頭状構造があるか．化生（かせい）の影響を過大評価していないか．

免疫染色の必要な部位をピックアップしよう．がんは確定しているから，ER，PgR，Ki-67 染色まではオーダーする．浸潤部がなさそうだが，一部で浸潤の可能性がある部分については，二相構造の確認用に α-SMA，CD10，p63，CK5/6 染色まで頼んでしまおう．少し量が多いが，迷いそうな症例だから，仕方がない．HER2/neu はひとまず保留とする．

以上の免疫染色ができあがるまで1日半かかるな．HE 染色で得られた所見をもとに，診断書を書けるところまでまとめてしまおう．

乳癌取扱い規約，および WHO blue book に従う．項目ごとの評価，記載．

レポートの大枠ができあがった．追加してコメントすべき特殊な所見がないだろうか．ここまで，15 分……．

今日，顕微鏡を見てわかることは，ここまでだ．次に，臨床医が書いた依頼書を熟読する．手術記録に目を通す．手術中に外科医が気にした出来事はなかっただろうか．病変範囲を外科医はどのように認識していたのか．事前の外科カンファの段階で，術前診断がどのようになされていたか．

……外科医が事前に想定していた病変範囲と比べ，さっきぼくがマッピングした病理学的な病変範囲は，1 cm も誤差がない．

外科医，いい仕事だ，相変わらず．

診断を仮登録して，標本一式を自分の棚にキープしよう．ボスにダブルチェックをお願いするのは，免疫染色[*5]ができあがってからだから，明後日になるな．よし，この乳腺はここまで，続きは明後日──．

だいたいこういうことをしゃべっています，無言で，1 人で，1 日中．

お恥ずかしいことに，たま～に，声に出ていることもあります．なるべくそうならないように，気をつけてはいるんですが……．

1 件目の一次診断のメドが立ったところで，今ぼくが抱えている，あるいは今後

＊6…手術検体：手術で採ってきた検体．つまりは臓器の一部分とか，まるまる全部のことも．例えば，肝臓の手術と一口にいっても，1 cm 大のサイコロくらいの破片を採ってくることもあれば，肝臓の右半分を全部採ってくる場合もあるが，すべて「手術検体」という．

抱えることになる,「数字」を確認してみます.ノルマを把握することは大事です.

　今週,外科から提出された手術検体[*6]は全部で 21 件あるようです.そのうち,5 件の手術検体がプレパラートとしてできあがっています.明日,さらに 6 件,明後日もたぶん 4 件ほどプレパラートができあがるでしょう.
「だったら,今日のうちに,手元にある 5 件はすべて見ておいたほうがよさそうだなぁ」
　ノルマから逆算して,ペース配分を考えます.

　検体にはすべて,結果を待っている臨床医,そして,患者さんがいます.診断に多くの追加検査が必要になるなどの特別な事情がない限り,患者さんが退院するまでには,結果(病理診断報告書[*7])を出しておきたいです.

病理診断で「最も大切なのは精度」ですが,
「一番問われるのは時間の早さ」ですから.

　仕事のペーシング,嫌いな人は嫌いでしょうね.でも,ぼくは割と,好きなんです.

　　──今日は昼すぎに「小物の切り出し」があるからそこで 1 時間半使うな.
　　切り出しが終わると,午後には「生検」がマッペ[*8]4 枚ほどできあがる.
　　そうだ,夕方になったら,研究会での解説があるんだった,胃と腸を診る会だ.
　　午後は生検の診断で手一杯だし,夕方には移動しなけりゃいけないから,昼以降には,術材の診断はできないなあ.
　　今,9 時か.11 時 36 分になったら,ボスが昼飯の合図を出すだろうから,今日,自由に使える時間は,あと 2 時間半くらい…….
　　2 時間半で,術材を 4 件見よう.
　　じっくり正確に,急いで──.

　2 件目の診断に入ります.
　胃がんの診断で切除された,幽門側胃切除検体.胃の下側 2/3 を採ってきた検体です.顕微鏡を見て,がんを探します.ただし,ぼくらの仕事は,「がんを見つけて終わり」,というわけではありません.
　がんの広がりの範囲をきちんと確認します.横方向にどれだけ進展しているか.

＊7…病理診断報告書:病理医がプレパラートを見て考えたことは,正式な書類である病理診断報告書にまとめる.この報告書は電子カルテ上で主治医や医療スタッフが確認できるほか,患者にもお渡しすることがある.

胃壁にどれだけ深くめり込んでいるか．直接目で見てわからないくらい細かくちらばったがん細胞の行く末も，顕微鏡を併用することでかなり高精度に捉えることができます．

　手術の前に，胃カメラを施行した消化器内科医がいて，手術を施行した外科医がいます．彼らは，がんはどれくらい広がっているかを予測し，予想した広がりにあわせて手術のやり方を決めました．

　その予測が，妥当だったかどうかを確認しなければいけません．ですから，ぼくらは顕微鏡を見ながら，

　「このがんの広がりは，きっと，胃カメラでは見づらかっただろうな」

みたいに，ぼくらの前に患者さんを見ていた医者の気持ちを慮ります．カルテを見て，実際に，「範囲がわかりにくい」と書かれている記述を見つけます．
　よし，病理診断報告書に，

　「この病変がなぜ横に広がりやすく，病変範囲がわかりづらいのか」

をコメントすることにします．臨床医は，この病気が「がんか，がんじゃないのか」以外にも，多くの疑問を持っています．彼らが知りたがっていることを，ぼくらは書きます．
　たぶん，この症例を担当した臨床医は，あとでぼくに電話してくるだろうな．疑問がいろいろありそうだから……．

　デスクの電話が鳴りました．トゥル，くらいのタイミングで受話器を取ります．

　（ガチャ）「はい病理市原です」
　「あっども．A 科の B です．先生，今大丈夫ですか」
　「大丈夫ですよ」

　問い合わせです．受話器を肩で挟み，病理診断支援ソフトの，「問い合わせ検索」の画面をここで開きます．B 先生とは 10 年来のつきあいで，ぼくがすぐ検索画面を開くであろうことを知っています．

＊8…マッペ：プレパラート入れのこと．ガラス製のプレパラートを手に取りやすいよう，縦 3 行，横 10 列くらいの木枠（あるいはプラスチック枠）ケースに置く．もとはドイツ語だそう．あと（1 章の図 2）で出てくる．

「ID いっていいですか」

「はいどうぞ」

「ええと，〇〇〇，〇〇〇〇……」

「はい，〇〇〇，〇〇〇〇……．XX XX さん」

「その方です」

「どうなさいましたか」

「以前，市原先生に，この方の診断をつけていただいたんですけど，抗がん剤を
選ぶにあたって，C 染色と D 染色（免疫染色）を追加して評価できますか？」

　病理では，がん細胞があるかないか，それがどれだけ広がっているかなどを調
べますが，ほかにも，細胞自体がどのような性格を持っているのかを調べます．細
胞の性格によって，例えば，抗がん剤や放射線療法などの効き方が違うとか，あ
るいはがんが今後どのように広がっていくかのスタイルが違うなど，さまざまな差
があります．

　今回の電話は，論文などで最新の情報を手に入れた臨床医が，通常の病理診断
では行われない「細胞の検索法」をぼくに伝え，がん細胞をより深く調べてほしい，
というオファーなのです．

「ああ，先日おっしゃっていた，新しい抗がん剤の選択基準，というやつですね．
わかりました，おまちください．確認します．ええと，検体の分量がまだあるんで，
免疫染色できます．可能です．では，このお電話でご用件承りました．結果は，
明日の夕方には電子カルテに送信できる予定ですので．よろしくお願いします．
ところで B 先生，電子カルテだけじゃなくて，紙の報告書も出せますけど，一部
要りますか？」

「あっ，ぼくは紙は要らない……ですけど，……そうか，ええと，腫瘍内科の E
先生用にも一部印刷していただいてよろしいですかね？」

「わかりました．ではよろしくお願いしもぁ〜す」

「よろしくお願いしもぁ〜す」

　電話を切ったら，今までの仕事をいったん中断して，問い合わせのあった人の
診断入力画面を開きます．即座に，免疫染色の追加オーダーをします．こういうの
は後回しにしません．早め，早めです．

　……本当は，こんなに一刻を争う必要はないんですけれど．なぜかというと，免

疫染色という手法は，私の所属する病院では半分以上の行程を機械で行っているため，たとえぼくが1，2分を惜しんでオーダーを急いだところで，機械の作動時間が早まるわけではなく，結果が出るスピードも変わらないからです．

でも，急いじゃうんですよね〜．

電話のB先生の口ぶりにあてられたんでしょうかね〜．

急いでおきたい気分になるんですよ．

時間の使い方の自由度が高いといわれる病理医ではありますが，ぼくは，わりかし，せっかちなのかもしれません．

さてと，胃がんの診断に戻りましょう．病理診断支援ソフトの画面を切り替えます．1人を診断しているときに，ほかの人の問い合わせが入ったので，IDの確認作業からやり直します．確認，確認のくり返し．患者さん取り違えなどのうっかりミスを防ぐうえで重要です．あとで同僚に診断チェックをしてもらいますけれど，自分でも十分に注意しなければいけません．

再び脳内音声でお楽しみください．

────表層拡大型胃癌か，……病変の色調と事前の生検の結果を踏まえると，「粘液形質が胃型」の腺癌だろうな．さて，低異型度tub1優位か，横ばい型tub2がメインなのか，はたまた低分化成分の混在はどうか．

消化性潰瘍の合併があるからマッピングは癌と潰瘍瘢痕の両方をしておかないといけないな．

プレパラートの枚数はリンパ節込みで42枚，ようし，ここから20分で，

（トゥル）

（ガチャ）「はい病理市原です」

「あっ，先生お忙しいところ．放射線技術部門のFですが」

「ど〜〜もFさん，おつかれさまです」

今度は，診療放射線技師さんからのお電話です．Fさんとのつきあいも長いです．ぼくより年上なのですが，大変腰の低い話し方をされるので，こちらも気分的には椅子に埋まりこむような感じで丁重に応対します．

「市原先生，じつはまたお願いがございまして」

「どうぞどうぞ」（問い合わせ検索の画面を開きます）

「ええと，ID いっていいですか？　○○○，○○○○……」

「○○○，○○○○……，ぽちっとな，はい，YY YY さん」

「はい．この方なんですけど，今度の研究会で症例発表したいんです．画像と病
理の対比をお願いしたく，お時間あるときにおうかがいしてよろしいでしょうか」

　先ほどの，B 先生からのお電話は，主治医が治療方針を決めるために検査を追
加してほしいというご依頼でした．今度の F さんからのご依頼は，また違った内容
です．

　診療放射線技師である F さんは，患者さんの「臨床画像」を多く検討されてい
ます．CT，MRI，超音波……．病院では多くの画像検査を行いますが，これらを
診断するにおいては多くの技術があり，ノウハウがあり，学術的な検討も日々行わ
れています．F さんは，ある症例で用いた画像に，疑問や見どころを見つけて，研
究会で発表して学術的に考察しようとされているのです．

　学会や研究会で発表する際，画像だけを検討しても立派な発表にはなるのです
が，じつはこのとき，病理診断をうまく用いると，検討が大変重厚になります．症
例を多面的に見ることができます．特に，

「画像と病理診断の対比」

をすると，検討内容はとても多くの医療者たちに喜ばれます．

　今まで，F さんとぼくは，いろいろな症例で，二人三脚で検討をしてきました．
今回も，対比のご依頼です．

「はいもちろんです，今日でしたらいつでも大丈夫です．エコーと病理の対比で
すね．では，フラッシュメモリを持って，お時間あるときにいらしてください．学
会はいつでしょう」

「学会はえーと，来月の頭です．で，じつはまだ，プレゼンができてないんです
よね」

「かまいませんよ．キー画像だけフラッシュメモリに入れて，ぼくにください．お
時間がありましたら，パワポに F さんのお考えになった『疑問点』を軽く書いて
おいていただけますと，大変助かります」

「すみません！　よろしくお願いします」

「いえこちらこそ，よろしくお願いします」

（カチャ）．……なんだったっけ，そうだ胃がん．20分で胃がんを見よう．忙しくなってきやがった．

11時半を回りました．ひいひい言いながら，それでも，予定していた術材5件にすべて目を通すことができました．

・追加の免疫染色を待つ症例が3件．
・一次診断終了したのが2件．

ぼくの一次診断ができあがった症例については，ボスに「チェック」をお願いします．今朝，ぼくがやっていたやつです．

当院では，どんな症例にも必ず「一次診断」と「診断チェック」の両方が入ります．1人だけで診断せず，必ず2人で診断するようにしているのです．ダブルチェックシステムなどと呼びます．

診断で時間がかかるのは，たいてい一次診断です．まだ誰も見ていないプレパラートを最初に見る人が，一番時間がかかりますし，診断全体のスピードを左右するのです．ですから，一次診断者に当たった症例では，とにかく早めに目を通すことが大切です．

今日は……なんとかなりました．いつもなんとかしておきたいものです．

11時36分．なぜかボスは，この中途半端な時間に昼飯の号令をかけます．1分とずれません．昔は11時33分くらいだった気がします．彼の時計がだんだんズレてきているのでしょうか．

食堂が混む前に食べてしまいたいボスとぼくは，昼食を早めに設定しています．われわれの仕事は患者さんとお会いしませんので，時間の融通が利きやすく，食事のときには役得を感じます．なかなかご飯を食べるひまがない医療者の皆さん，うらやましいでしょ？

昼食場所は地下の職員食堂です．2人ともたいてい同じメニュー，日替わりの定食を選びます．ご飯に味噌汁，主菜，そして小鉢が2つ（健診センター用のお弁当の残りではないかと思われる）付いて，460円．定食にはAとBの2種類があり，麺類はたいていB定食．カレーはたいていA定食です．ボスは鶏肉が苦手なので，B定食が「鶏関係」のとき（酢鶏とか）には，A定食を食べます．

ぼくもボスも食べるのが早いので，2人が違うメニューを頼むと，片方の料理が来る前にもう片方が食べ終わってしまいかねません．ですから，基本的にぼくはボスと同じメニューしか頼みません．

昼食時に病理の話をすることはほとんどないです．ほぼ無言で，食堂のテレビを見ています．時間的に，北海道内の刑事事件や事故などのローカルニュースをやっていることが多く，

「またですね」
「ぶっそうだね」

程度の短い会話を挟みます．まれに，ボスが最近読んだ本の話をしたり，ぼくが自分の頸椎症の話で同情をひいたりすることもあります．

最近，2人とも，少し食事が遅くなった気もしますが，それでも10分もすれば食事は終わります．

昼食のときは言葉少なにさっさと食事を済ませてしまうわれわれですが，食堂から病理検査室に帰ってくるまでの道のりで，いくつか会話を交わします．

「G科のH先生，昼ご飯終わったら質問に来るそうです」
「う～ん」
「術前診断と病理診断がだいぶ違いましたもんね」
「あれは難しいんだよ……無理もないな，大枠は間違ってないんだけどねえ」
「H先生そういうところ自分に厳しいですからねぇ」
「うん，むふふ」

昼飯が終わると午後の診断ですが，時計を見ると，あと15分程度で「小物の切り出し」という作業が始まる予定です．15分くらいで診断できそうな症例が手元にありませんので，Twitterでも見て過ごすことにします．

病院スタッフから見たぼくは，いつもデスクでバカバカ激しい音を立てて診断入力したり，画像・病理対比のプレゼンつくったりしてるように見えるんだろうけど……．でも，ほんとはこうして，ペース配分を考えながら，ちょろちょろ Twitter で時間つぶしたりしてるんだよな……．ちょっと申し訳なか（トゥル）

（ガチャ）「はい市原です」
「あっ先生，総務課の I です」
「おつかれさまです」
「おつかれさまです．市原先生，今度，あの研修医勧誘のイベント行かれますよね」
「はい，3 年ぶりにぼくの担当で」
「そのときにですね，ええと，スクラブ*9 を．うちの病院の研修医と市原先生に，おそろいで支給することになりました」
「おっ，ぼくにもいただけるんですか．ユニフォームですね．ありがとうございます」
「ええ，しっかり宣伝してください．それで，先生のスクラブですが，サイズはどうしましょう」
「え〜と，L でいいんじゃないですかね」
「そうですね，見た感じ L でいいと思います．じゃ，L で．あと袖の所に名前入るんで，ヤンデルって入れときますけど，あれスペルは yanderu でいいんですか」
「いや I さんちょっとそれは」
「それとも yandel ですか」
「ちょ，いや，……はい，L のほうで」
「L ですね．サイズも L，スペルも L，はい，じゃ，そういうことでよろしくお願いします」

（ガチャ）．
病院スタッフも，いろいろお見通しということです．

　さて，午後の診断の前に，「小物の切り出し」をします．この作業は，病院によっては技師さんが全部担当しています．病理医がやっていない場合もあるそうですが，当院では一部を病理医が担当します．
　ぼくはこの作業が，好きなのです．とても「地道で，地味な」お仕事．

---

*9…スクラブ：スクラブ（scrub）は，半袖で首元が V ネックとなっている医療用白衣のことを指す．主に医療従事者が着用．「ごしごし洗う」といった意味である「スクラブ」を語源とする．

切り出しをする検体には，「小物」と「大物」があります．大物の切り出しは，手術で採ってきた肝臓とか肺とか胃などの大きな臓器にナイフを入れて，じっくりと肉眼で観察し，診断をつけて，どの部分をプレパラートにするか考え，「切り出す」という作業．これに対して，例えば 1cm くらいの大腸のポリープとか，腫れた扁桃腺をくり抜いた検体とか，そういった比較的小さなものを，見て，切るのが，小物の切り出しです．

「大物の切り出し」にはとても専門的な目が必要です．臓器を目で見て病気を見抜く肉眼診断[*10] は，プレパラートを見るのとはまた違った意味の難しさ，奥の深さがあり，いかにも病理医の特殊スキルって感じです．

一方，「小物の切り出し」は，なんだか細かくてめんどくさい作業なんですよ．

ところがぼくは，これが，数年前から，とても好きになったのです．

理由は，小物の切り出しが，1 日の中で唯一，

「ほとんど頭がからっぽのまま作業に没頭できる時間だから」．

クセというか，気質なんです．

この仕事をしたらこっちを先に片づけようとか，来週の発表のプレゼンはもうできたけど来月のはいつやろうとか，ノルマの優先順位を頻繁に入れ替えて，メールも片っ端からフォルダにぶち込み，電話も秒で取って，せかせか，あくせく，心拍数なんて日中ずっと 100 超えてると思います．デスクワークの最中，どんどん脳をぐるぐる回してないと落ち着かない感じになっちゃってて，そりゃ，スタッフも気を遣います．

でも，小物の切り出しのときだけは，なんだか……頭が「凪ぎ」になるんですね．

小さな検体に刃物をスッと入れて，丁寧にカセットの中に入れて．内視鏡治療した検体の写真を上手に撮って，2mm の幅で短冊状に切って，1 つひとつの短冊の割面を写真に撮って，それをカセットの中に入れて．単純作業のくり返し．写経しているような気分になれます．

ああ……癒やされる……．

いや，その，実際にはもっとずっと，地道で地味ですよ．ですからぼくも，昔は，

＊ 10…肉眼診断：手術で採ってきた臓器のどこに病気があるか，病気はどのような形をしているか，周りの構造をどれくらい破壊しているか，色調は均一か，ぼろぼろ崩れてくるところはあるか．顕微鏡で見る前に「肉眼で見て」診断できる（これ，とても重要です）．

「なんだこの手作業！ うっぜ！ あーもうメールもあと5,000本書きたいし，診断文もあと50万字書きたいのに！ 時間ねぇし！ ちっきしょ！ 小物の切り出しうっざ！」

って感じでした．
けど，あるとき，（一緒に昼飯を食べていないほうの）上司が，何かのタイミングで，ふと，いったのです．

「市原先生は，小物の切り出しがあんまり好きじゃないんですね．私は，結構好きですよ」
「えっ，先生は小物の切り出し，好きなんですか！ 変わってますね，それ」
「う〜ん，だって，これ，『切れば片づく』じゃない」
「切れば片づく」
「診断が難しくて一歩も前に進めないのとは違うじゃない．地道にやれば，必ず終わる仕事って，癒やしだと思いませんか……？」
「……そうか……」

なんだか，自己啓発本を読んだときみたいに，自分の中での価値観がガッシャーンってひっくり返る音を聞きました．まあ自己啓発本を読んだことはないんですけど．
　上司は，業務内容がいろいろある中で，小物の切り出しという「面倒な手間」を，「地道に続ければ終わる仕事」という引きだしに入れ替えることができたんだなぁ．
　その考え方は，精神衛生上，めちゃくちゃラクだよなぁ．

　上司を真似て，考え方を変えてみたところ，なんだか幸せになってしまったのが，今のぼくです．無心になって小物の切り出しをできるようになりました．1時間とか，1時間半とかかかるのですが，「心を休める1時間半」です．
　責任が大きくて，スキルを要求される仕事こそをやるべきだ，だって給料もらっているんだから．地味な仕事なんてつまらん．そんなふうに，仕事に格付けしていた昔の自分が，今となっては，なんだか「小物」っぽく思えちゃうのです．うまいこといえた．

　こうして切り出された小物は，技師さんたちの手によってさまざまに処理・加工

を施され，明日，病理医の手元にプレパラートとなって届きます．いわゆる「生検標本」です．

14時半を回りました．今日はこのあと，「生検診断」をします．昨日患者さんから採取された検体が，昨日，小物として切り出しされ，約半日の処理の末に今ここにあります．できたてほやほやのプレパラートです．

マッペ1枚ごとに，プレパラートが30枚乗っています（図2）．1人の患者さんから提出される生検は，1片だけのこともあるし，7，8片になることもあります．

今日のぼくの生検ノルマは，マッペ4枚．プレパラートにして，120枚弱です．患者さんの数にすると，だいたい25人というところかな．

2時間で見たいと思います．イヤホンを耳に挿します．Twitterに軽く挨拶をしてから，あとは夕方まで潜水することになります．

耳鼻科の検体．鼻の粘膜が数カ所．臨床像としては慢性副鼻腔炎．好酸球性副鼻腔炎の可能性も考慮したい．好酸球数のカウントをしつつ，特異的所見がないかどうかをチェック．基底板の肥厚に注意，喘息の既往を頭に思い浮かべておく．

肝臓の検体．**針生検**[*11]の小検体．内部に門脈域が8ヵ所含まれている．臨床的にウイルス陰性，飲酒歴なし，糖尿病あり，NASH疑いにて初回評価目的

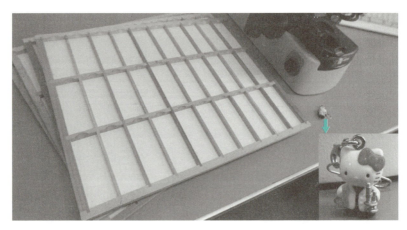

図2　いわゆる「マッペ」と呼ばれるプレパラート入れ．木と紙でできている．ここにプレパラートが並ぶ．ちなみにサイズ比較目的に横に転がっているのは，野口英世記念館でかつて買った「白衣キティ」の根付け（右下拡大）．顕微鏡とフラスコをもっており，病理を訪れた若手に見せると驚喜してほしがる（あげません）．

[*11]…針生検：組織診（生検）の一種．針生検では，やや太めの針を病変部に刺し，その中に組織の一部を入れて，からだの外に取り出す．局所麻酔が必要．

で生検. ぱっと見で脂肪沈着は 60%といったところだが少し小滴性脂肪の割合が多いようだ. 渡銀染色にて細線維伸張傾向を認める. Ballooning は……さほど……いっぱいはないけれど一部にあるように見える. 好酸体もあり. 3種類のスコアリングを加味して NASH を支持する方向で診断をつくる.

　1 人の患者から大腸ポリープが 4 個. 腺腫. 腺腫. 一部に高異型度成分をともなう腺腫. 腺腫. 4 つとも腺腫. 断端はどれも陰性.

　胃生検. 潰瘍辺縁からの検体. がんはないけど, 言語化できない程度の違和感がある. 内視鏡を見る. 別に普通の胃潰瘍に見えなくもない. 小弯に分布. ああ, そうか. 依頼書を読む. 電話をかける.

「もしもし. 先生この人, 何か飲んでます?」
「あっ, 依頼書に書いてませんでした?　すみません, P 薬と Q 薬を飲んでて, 臨床的には薬剤性の胃炎を疑ってるんですよ」
「オッケ〜でぇす」

　顕微鏡に戻る. 陰窩深部のアポトーシスなし. 病理学的にはそこまではっきりしないけど, 薬剤性胃炎なんだろうな. けど, ほかの病態がないかどうかを確認しよう. ピロリ菌ははっきりしない. 好酸球がとりたてて目立つわけでもない. アミロイド沈着なし. 悪性腫瘍の転移なし. Collagen band の肥厚なし. 梅毒っぽくない. 「特異的所見はないですが, 薬剤の関与としても矛盾しません」.

　食道 ESD 検体, プレパラート枚数は 7 枚. プレパラート 1 枚につき, 3 つの切片が乗っており……（トゥル）

（ガチャ）「はい市原です」
「交換で〜す. 先生, 外線に, J 大学の K 先生よりお電話です」
「K 先生. つないでください」

「こんにちは, 市原先生. K です」
「K 先生いつもお世話になっております」
「お願いがあって, メールだとあれなんで直接お電話しました」
「メールにしてください. じゃそういうこと」
「ちょっ, 待って, いっち〜」
「待ちました. 冗談です」

「じつはですね，来年の，秋，なんですけど，市原先生ちょっとこっち来てしゃべれないかなって思って」

「光栄です．ちょっとお待ちください，手帳見ます．……え～と，何月でしょう」

「11月がいいんですよね」

「札幌ではそれを冬といいます」

「こちらでは秋といいます」

「秋でいいです．11月でしたら，第1週は，もしかすると別の予定が入っちゃうかもしれないので，それ以外がいいです」

「では第4週はどうでしょう」

「承りました．内容は何をしゃべればいいんですか？」

「内視鏡と病理の対比についてなんですけど，できればピロリ菌陰性胃癌について少し触れていただきたいなぁと」

「あ～う～，がんばります……，いつも病理をお引き立ていただきまして，ありがとうございます，すみません」

「そういう社交辞令はメールで結構です」

「ちょっ」

足元が冷えてきたので膝掛けをかけます．
Twitter に目を配ります．ひと言ツイートしておくことにしました．

「今日はなんだかばたばたしてるので，もうあんまり出てきません

　/) /)
　(’ヘ’) 呼ぶなよ
　　絶対呼ぶなよ」

返事を見るのは後回しです．
どうせまたツッコミがいっぱい入るのです．

11月にはもう1つ，検査医学会のセッションもあったっけなぁ……．さっきお受けした仕事と，準備がかぶるから，気をつけないと．メモ帳に殴り書きして，デスクの横に見えるようにぶらさげたクリップの1つに，メモ書きを留めます．スマホから自分のPC に宛てて，「11月　T 先生　講演」というタイトルのメールを送り，

すぐに PC でメールを受信し，受信トレイにそのまま表示しておきます．二段構え
のリマインドは，忘れっぽいぼくの，不器用なリスクマネジメントです．

　ぼくは，だいたい，こういう日常です．

「日中ずっと Twitter やってますけど，いつ仕事してるんですか？」

「海女さんはしょっちゅう海の上に浮かんでますけど，いつ仕事してるんです
か？　と同じ類いの質問ですね」

　生検診断はまだ始まったばかりです．18 時には病院を出て，研究会に行かなけ
ればいけません．急いで脳を「診断モード」に切り替えようとしたとき，Twitter
の検索カラムに，知らない人のツイートが表示されていました．このカラムでは，「病
理医」に関するツイートを常時集めています．どれどれ．

「AI が出たら病理医とか放射線科医の仕事なんて食われちゃうんだろ？　病理
医にはなりたくないなぁ」

ふむ〜．
病理医の仕事かぁ．

　イヤホンを耳に入れ，「診断モード」に戻ります．数多くの検体を見ながら，し
かし，フルオート顕微鏡のようには切れ味よく切り替えきれていないぼくの脳は，
ときおり，小さなビープ音を立てます．
　次は，肺生検．外注で遺伝子検索が必要だな．
　次は，子宮頚部．うまく面が出ていない，deeper cut[*12] をつくって 1 日後にも
う一度見よう．
　「病理医の仕事って，何だろう？」，そうだな，いっそ，書いてしまおうか……．
　次，前立腺 TUR 検体．全部で 12 ブロック分，よし，スキャン開始．
　コーヒーが飲みたくなってきた．

---

* 12…deeper cut：プレパラートは，検体を薄く切ってつくる．カンナで薄く削るイメージ．このカンナをどんどん深くかけることで，少し違っ
た細胞像が見えてくることがある→深くカンナをかける＝ deeper cut．マニアックだが，かなり重要なテクニック．

Dr. Yandel の「脳理」解剖　ﾍ('人')ﾍ

【日常編】

❶ 病理医には「外来」も「病棟」もない.「検査室」があるだけ
です

❷「一次診断」「二次診断」, そして最後は「ボスのチェック」
です

❸ 病理診断の「本登録」まで 120 秒しかかからないことも.
人の人生を即座に左右します

❹「診断モード」と「それ以外モード」の切替えのとき, Twitter の神が降臨
します

❺ (❹は編集部が勝手に入れました. 降臨するのは天使 (フォロワー) です.)

❻ 馬手に標本, 弓手に依頼書の姿勢, 病理学に深く潜水するぼくの時間です

❼ 病理診断で「最も大切なのは精度」, でも「一番問われるのは時間の早さ」
なんです

❽「画像と病理の対比」って, とてもためになります (医療者たちにも喜ばれ
る!)

❾「小物の切り出し」は地味だけど, 頭のデフラグに最適です

Dr. Yandel

いち病理医のリアル

Contents

1 病理に暮らす

2 診断が好きだ

3 敵に名前をつけろ

4 スケッチよりもシェーマ

5 退避・対比・コミュニケーション

6 石橋を叩いて渡す

7 君が作家なら，ぼくは編集者

8 ついついマルチなお節介

9 ドラえもんに会う前に

10 ある病理医のリアル

2

診断が好きだ

治療もしないくせに医者なの？　というご質問をいただきがちな病理医が，
医療とは何かを説明する章

医療の仕事は大きく分けると「診断」「治療」「維持」の 3 種類．
世の中に知られている医者の仕事といえば「治療」が有名だが，
実際には，診断も維持も，それぞれ異なる「ステータス」として医療を支えている．

医療の世界にはさまざまな仕事があります．

……お察しの通り，これは前置きです．

「どうせあれだろ，このあと病理がどんな仕事かって話するんだろ．病理医の本だもん」その通りです．

でも，ぼくがこの章で本当にいいたいことは，病理がどんな仕事か，ではないです．もっと広く，医療の世界にはいろんな仕事があるという話のほうを，メインにしようと思います．うそじゃないですよ．

手始めに．
医者の仕事とはなんでしょう．患者さんを治すことですか．
つまりは，「治療」．
そうですね．治療は，医者の最も大切な仕事の 1 つです．でも，ほかにもあります．

次に．
看護師さんの仕事とはなんでしょう．医者のお手伝い？

それは，違います．

じつは，看護師さんのお仕事は，「維持」という言葉で表すことができます．

看護師さんの仕事が「維持」という言葉で表せるということは，一般にほとんど知られていません．

そもそもぼくらは，他人の仕事の細かいところなんて，ほとんど知らないまま生活しているんですよね．それで，特段，困ることはないのです．

けれど，看護師さんに向かって，

「あなた方の仕事って，お医者さんのお手伝いですよね」

なんていうのは，ちょっとまずいんじゃないかなって思います．内心ムカッとされても仕方がありません．

医学生だった頃のぼくも，まさにそれで，激詰め[*1] されました．

あれは，ぼくが医学部の1年生だった頃．早期臨床実習という名前の，院外実習がありました．

1年生ですから，まだ医学のことなんて1つも勉強していません．そんな時期に，町中にある病院にちりぢりになって実習をする．実習といっても，できることはほとんどないわけです．それでも，この実習は，学生たちに強烈なインパクトを残します．

似合いもしない白衣を着込んで，病棟で医者について歩き回ったり，看護師さんのうしろで患者さんをぼうっと眺めたり，なんだか，小学生がやってる社会科見学とたいして変わりない実習です（ぼくは小学生のときに西山ラーメンの工場を見学して生麺をもらいました．おいしかったです）．

医学生にとっては，

「ついにここに立っているんだなぁ」

という感慨を呼び起こさせる実習です．

「本当にこうなれるのだろうか」

「がんばろう」

「不安だ」

「やってやる」

などなど，いろいろな刺激を与えてくれる，わくわくする実習です．

＊1…激詰め：2010年代に多少流行ったネット用語．すごい怒られること．

触媒みたいなもんです．触れたものが勝手に「ぶち上がる」．それが，早期臨床実習です．

ぼくはこの早期臨床実習で，ある整形外科の病院を1週間ほど見学しました．ナースステーションで目にしたメモ書きに，「胃 Ca」と書いてあるのを見て，

「胃のカルシウムとは何だろう，経口的にカルシウム製剤を投与するのだろうか」

と疑問に思い，担当の看護師さんに，

「あのシーエーって，何ですか」

と尋ね，

「ああ，それ，癌（cancer，もしくは carcinoma）の略語だよ」

と即答され，滝のような冷や汗をかいたこともあります．
　自分でできることなど何もありません．
　そういえば，手術を1件見学させてもらいました．ただ，立っていただけですけれど．

　　──麻酔ってすげぇな．ほんとに，一瞬で寝るんだ．これが手術なのか．スタッフ，めっちゃ手洗う．めっちゃ洗う．まだ洗うよ．全員指輪してない理由がわかるな．すごい厳重だ．でもこの医者，髪の毛めっちゃぼさぼさだ．そこはいいんだ．帽子からはみ出てるけど．うしろだからいいんだ．いやだめなんだ．看護師さんに直されてた．だめじゃん．これが手術か．やべぇ．部屋の湿度なんか高ぇ．メス持った．使った．置いた．メス使うの最初だけかよ！　あとは電気メスなんだ．ずーっと電気メスだ．これなんだっけ．ああ骨だ．そうか，関節をどうこうするんだっけ．ちっともわかんねぇ．思ったよりぜんぜん血が出ねぇ．血がビャーッって出て輸血しまくるわけじゃないんだ．当たり前だ．そりゃそうだ．何をしてるんだっけ．なんか閉じて縫ってる．ええと，肩の関節を（完全に理解不能）．終わった．早い！　あとは閉じるだけ……閉じるのめっちゃ大変！　閉じてる時間なっが！　閉じるのおっそ！　すごい丁寧．もう何度も何度

も縫ってる．ていうか一針ずつ別の糸で縫ってる！　くるくるくるってひと筆書きじゃないんだ！　そうか，糸が切れたら全部ほつれるような縫い方はしないのか．当たり前か．うわぁ，縫ってる時間長いなぁ．……手術って切る仕事じゃないじゃん．ブラック・ジャックは「私にはもう切るしかないんだ」とかいってたけど，外科医ってほとんどの時間，縫ってんじゃん．ブラック・ジャックも本当は「私にはもう縫うしかないんだ」が正しいんだ．手芸かよ．しゅげー！　今のギャグはいつか使おう．……終わった．すごい丁寧だった．これはアートっていいたくなるわ．そういえば音楽かかってたな．ヒーリングミュージックみたいなやつ．『振り返れば奴がいる』*2 ではなんかレゲエ系のやつかかってたな．なんかすごいわかる気がする．音がかかってないとむしろこの緊張感耐えられない．荘厳すぎる．すげぇストレスかかりそうだな……偉いもんだ．終わった．術衣脱ぐの大変．やぶれた．捨てた．ディスポ便利．あっ，すげぇ汗かいてた．なんでだろう．ぼくは何もしてないのに．主治医に呼ばれた．麻酔がもうすぐ切れるって．そんな分単位でコントロールしてんのかよ！　すげぇな．声かけてみてくださいだって．えっ，ぼくが声かけていいんですか．肩をぽんぽんって叩けばいいって．ポンポン．目覚めた！　すげぇ！　患者さんが驚いてる．「学生さんが手術してくれたんですか！」だって．麻酔かかったときも俺がいたもんな（笑）．いや，違います．ぼくは見ていただけです……．

（結構，覚えているもんです）．

　実習の最終日に，看護師さんに，どうだった？　と聞かれて，なんだかいろいろまだよくわかりませんでした，と答えました．「まだ」というところに若いプライドが垣間見えます．その看護師さんは，さらに尋ねました．

「看護って，どういう仕事だと思う？」

　ぼくは，看護師さんについて1週間見学していたにも関わらず，その仕事が何と聞かれても，答えられませんでした．しどろもどろです．

（医師のサポート……では……ないんですよね……）．

---

*2…『振り返れば奴がいる』：三谷幸喜（脚本）のテレビドラマ（フジテレビ，1993）．主演は織田裕二と石黒賢．でも一番すごかったのは西村雅彦．

「あんた一週間何見てたの．ちょっと座りなさい．いい？　医者の仕事と看護師の仕事はお互いにフォローし合ってはいるし，資格的には医者のほうが上で，なんかあったときの尻ぬぐいとかも医者にいくようにはなってるけど，わたしたちの仕事って，本当は微妙に違うの．

あのね，診断とか，治療ってのは，医者にしかできない．そこんところは，すごい厳しく分けられてる．法律とかあるし．例えば……放射線技師さんって，知ってる？」

「いえ……なんかレントゲンのときにいる人ですか」

「そう，それ．あの人たちなんてすごいよ，CT も MRI もすごい読める．ほんとは，医者がいなくても，自分たちで画像診断，できちゃうと思うよ．けど，放射線技師は診断しちゃいけないの．診断は，医者の仕事だって決まってるから．それもどうかと思うけど，法律の話は私もわかんないからいいや．

でね，治療も，まぁほとんど医者がやらなきゃいけない．私たちが勝手に投薬とかしちゃだめなわけ．

でもね，病院って，医療って，診断と治療だけで成り立ってるわけじゃないの」

（診断と，治療と，……うーん）．

「思い出してみて．患者さんが入院するでしょう．具合悪くして入院してくる人もいれば，今は元気だけど数日後に手術するために準備で入院する人もいたよね．そういう人たちをね，医者がね，ずーっと面倒見てた？」

（いえ，医者は，最初に短時間だけ診断をして……治療の計画をして，あとは点滴とかを，看護師さんたちが，代わりに……）．

「ツッコミどころがいっぱいある．一般の人ってそこがわかりにくいんだな，ま，普通わからんか．

診断はもっとずっと難しくて複雑な作業だから．医者は，患者さんの目の前だけで診断を短時間で終わらせてるわけじゃないんだよ．……まあそこは，あんた，医学生だから，今後わかるわ．勉強するだろうし．私なんかに聞くより，これからがんばればいい．

で，治療もね，もっともっとずっと複雑．

ただ，病院にいる患者さんって，診断と治療以外の時間もすごく長かったでしょ

う.

看護師は，診断とか治療を，基本的に担当しない．それとは別に，患者さんが
病院のベッドで，

- 今までより悪くならないように
- 今より少しでもよくなるように
- 自分の生活が保てるように
- 診断や治療，その後の生活に向けて，病院として必要な準備，処置がで
  きるように

きっちり目配りして，ケアをするんだよ．医者の仕事とは根本的に違う」

（目配りとケアですか．ケア……）.

「ケアって日本語にすると何だろうね．処置？　なんか違うね．精神面のフォロー
も含んだ言葉だから．それこそ，看護って言葉が合うのかな．
ケアをするときには，患者さんの小さな変化を見逃さないことが大切．心拍，呼
吸，体温，バイタルって言葉を今週習ったでしょ？　あとは，しゃべり方，歩き方，
睡眠の状態．患者さん自身が教えてくれることも多いよ，今日はお腹がちょっと
痛むとか，おならがあんまり出ないとか，息苦しいとか．そういう変化を捉えて，
アセスメントして，プランを立てる．患者さんが，病院の中でそれ以上悪くなら
ないように．治療までのあいだに，少しでも生活が楽になるように．ケアを担当
するのが看護師なのよ」

（その仕事は，医師がやるんじゃないんですか）.

「うん，ちょっと難しいんだけど……．病気とか診断に関わる部分は，医者が担
当して介入するけど，患者さんの状態そのものに目配りして『維持』を図るのは，
看護師の担当だね」

（維持……）.

「病棟看護師だけじゃないよ，外来看護師だってそう．外来で医者が説明したあ

と，患者さんが廊下に出てきて，お会計の紙が出てくるのを座って待ってるよね．そのタイミングで，看護師はスッと寄っていって，このあと会計に行きましょうね，お薬はどこでもらったらいいかお教えしますよ，つらいこと全部聞けましたか，痛みが出たらこうしてね，こんなことがあったらまたすぐ病院に電話してね，みたいに，声をかける．

あれは，患者さんが退院してから過ごす毎日のための介入なの．世間話して和んでるわけじゃなくて，立派な仕事だよ．患者さんが，病院にいないほとんどの時間に，自分を『維持』するための指針を示す，という立派な医療．ADL (activity of day life) の維持をサポートしてるってわけ」

(診断，治療，それとは別に，維持……)．

「そう，維持．維持が医療だとわかってない医学生なんぞは，看護師や理学療法士が医者の下働きだ，とか平気でいい出すよね．まあ，あなたとか医学生に限らず，みんな医者ってのはどっかほかの医療者を見下してるものだし，見下していい場面もあるとは思うけど，そもそもの土俵が違うときだってあんのよ」

(……はい……)．

「だいたい，私らだってさ，『胃Ca』を『胃カルシウム』だとか呼んじゃうやつの『下に付く』とか，いやなわけ」

(あっ……うっ……)．

「いい？　看護師を見下しまくる医者が多いのはもうあきらめてるけど，少なくともこれから医者になる，まだ医者でもない人間は，今後，私たちを見下さないようにしなさい．まずは売店にエクレアが売っている」

(エクレア)．

「それを買う」

(買う)．

「持ってきて，1週間の感謝の印に，私に捧げる」

（奉納する）.

「神社みたいにいうな」

（そういえば看護師さん，柴咲コウにちょっと似てますね）.

「あっそう？　ちょっとだけ？」

（咲かない程度には）.

「……しばくよ」

　思い出話が長くなりました．セリフの細かいところにはいろいろと補足をしていますけど（だって，20年前の話ですから），内容はほとんどこの通りで，ほぼノンフィクションです．脚色はないですね．エクレアがシュークリームだったかも，神社が神棚だったかもしれませんが．柴咲コウにはちょっと似ていました．

　ぼくの中に鮮烈な記憶を残した早期臨床実習が終わり，少しずつ医学の勉強を進めて行く中で，ぼくは，医療というのはどうも，昔ドラマで見たような，
「同僚の医者の心臓マッサージをして，『戻ってこい！　石川ァー』[*3]と連呼するアレ」
だけではないのだな，ということを，少しずつ学んでいったのです．

　あらためて，整理しましょう．

　患者さんが今までと同じ生活を遅れなくなり，苦しむ状態を病気といいます．
　病気を治したい．完全に治らないのなら，気にならない程度に，生活が続けられる程度に，おさえこみたい．そのための手段を，医療と呼びます．

---

*3…戻ってこい！　石川ァー：『振り返れば奴がいる』最終回「別離（わかれ）」のセリフ.

ぼくは，医療には三本の柱があると考えています．

【診断】 病気の正体を暴き，
【治療】 病気そのものを治す．
【維持】 治す前，治している最中，治ったあと，あるいは治らないでいると
きに，どうしたらいいかを教えたり，サポートしたりする．

この 3 つです．
3 つ目は，少し言葉が長くなってしまいましたけど，エクレアさん（あだ名）のいっ
ていた「維持」ですね．診断や治療と比べると一般的な認知度が低いため，ちょっ
と詳しく説明してみました．

「診断・治療・維持」というのは，それぞれ独立して行う業務とは限りません．
実際の医療現場では，これらの要素が，複雑に絡み合っています．医者，看護師
をはじめとした，多くの職業人が，それぞれにできることを持ち寄って，この三本
の柱を強く太くして，医療という大きな屋根を持ち上げていくことになります．

例を挙げて，考えてみましょう．

腰痛で病院に通う人がいます．

「お医者さんに診てもらったけれど，結局，湿布出してもらって終わりだったよ」

なんていう話も，たまに聞きますね．

「そんな，どうせ，病院なんか行ったって，湿布出て終わりだろ．だったらドラッ
グストアで湿布だけ買うさあ」

この患者さんは，自分で「診断」をつけて，自分で「治療」を施して，自分の生
活を自分で「維持」していくことを決めたということです．
医療の三本柱は，病院でだけ行われるものではないのですよ．
人間はみんな，多かれ少なかれ，自分で診断と治療と維持をこなします．

タンスの角に足の小指をぶつけた．痛ぇ，打撲だ（診断）．ちきしょう，冷やそう（治療）．腫れるかな，数日はあまり動かさないようにしよう（維持）．結局，腫れなかったな（診断）．まだちょっと痛いけど，ま，いいや，もう治るだろ（診断）．

……これだって，診断と治療と維持です．自分1人でなんとかできる範囲の医療は，わざわざ，診断と治療と維持などと，細かく分解しなくてもいいかもしれません．

けれど……ぼくらは，あらゆる病気を自分だけで抱えることはできません．1人でできることなんて，限られていますし，何より不安です．

「この腰の痛み，たんなる腰痛じゃなくて，何かの病気だったらどうしよう」

「湿布もらうのはいいけどちっともよくならない．むしろ悪くなってる，ちょっとこのままだとまずいな．歩けなくなったら困る．仕事ができない」

「ぜんぜんどこにもぶつけてないし，運動もしてないはずなんだけど，突然腰が痛くなったなぁ．何でだろうなぁ．気持ち悪いなぁ」

これらの患者さんの声に応えるのが，医療者です．
医療者は，プロとして，「診断・治療・維持」を進めていきます．

腰痛の原因が，加齢にともなう筋肉の低下，筋膜の痛みによるものか，脊椎などの変形からくる骨や脊髄由来のものなのか，あるいはほかの病気にともなうものなのか，きちんと突き止めて「診断」をします．

診断の際には，患者さんがどういうときに痛みを感じるのか，いつ頃から痛みが出たのか，痛みの性状はどうか，といった，患者さんが日常に感じていることを聞き，病気そのものを突き止めると同時に，何が日常生活に支障を来しているのかという，患者さんの悩みの本体を探ります．「診断」とともに，日常生活の「維持」にも関わります．

病気の名前や，病気の進み具合がわかれば，それらに対応した「治療」がいろいろ考えられます．「治療」は，患者さんの年齢や生活スタイル，体力，病気の種類などに応じてさまざまにアレンジします．オーダーメイド治療という言葉もあるくらいです．痛み止めは飲み薬がいいのか，貼り薬がいいのか．生理食塩水の注

射による筋膜リリース．漢方や鍼灸を使う方法もあります．

　そして，診断を決めて治療を施して終わり，ではなく，今後どのようにすれば，また以前のように生活ができるのか，また，今後，何かに気を配ったり，何かを避けなければいけないといった注意点，心構えがあるかどうかなどの，生活の「維持」の仕方を，伝えます．姿勢をどのようにしたら痛みを予防できるのか．日常の動作で，腰痛が出やすいのはどれか．患者さんに自分の病気を正しく知ってもらうことも大切です．今，このような状態であるから，こういう動きのときに痛みが出ると思いますよ．この湿布は，これくらいの効き目があるから，1日にどれくらい貼るのがよいでしょう．お風呂やトイレのときにどういう動きをすると痛みが出づらいと思いますよ．

　きちんと納得できた患者さんは，病院を離れ，医療者の手助けを得ずとも，日常生活を送るうえでの注意点を覚えて実践することができるでしょう．自分の生活を自分で「維持」できるようになるわけです．

　プロの医療者によって行われる医療は，このように，多数のレイヤー（層）によって，十重二十重に支えられています．

　さすが，プロ？

　いえいえ……とてもじゃないですけど，こんな複雑なフォロー，1人の人間，1種類の職業だけでは，いくらプロであっても，こなすことは無理です．医療って本当に混み入っていますから．

　そこで，

医療は，分業するのです．
診断のプロ，治療のプロ，維持のプロが，
それぞれ存在します．

　最近は，この分業が，かなり行きすぎたきらいがありますけれども，昔諦めていた病気が今治ると知ったら，ぼくらは，複雑になっていく医療の流れを止めて単純な時代に戻すことはできません．

　複雑化する医療を支える医療者たちは，その職種や担当部署によって，それぞれ「得意とする三本柱」が異なります．いくつか，例を挙げてみましょう．

サイレンの音が鳴り，救急車がカットイン．スタイルのいい医者が次々画面外から飛び出してきて，患者さんの指にSpO₂モニタを装着，首は装具固定されていて，アンビューバッグを押しながらカートをガラガラ，「交通事故，高エネルギー外傷です！」「バイタルは！」みたいなやりとりがCMまでの15秒で次々と飛び交う……．

救急救命室（ER）でのひとコマを，ドラマとして映えるようにわかりやすくアレンジしたシーンです．フジテレビが得意そうですね．

医者といえば，緊迫した場面で，命を救う職業だ，みたいな，一般的なイメージは，創作物にありがちなこういうシーンによって醸成されるのかもなぁと思います．

さて，このシーンでの三本柱を考えてみましょう．

「診断」と「治療」が同時に行われているように見えます．きっと，ドラマを見た子どもたちも，

「ああやって，パッと決断して，ガッと治療して，ビシッと患者の命を救いたい！」と，明朗闊達な医者のかっこよさに憧れることでしょう．

ただ，よく見てみると，

ERで行われているのは，「診断」と「生命維持」です．

「治療」まで行っていないことが多いのです．まず何よりも，脳に循環する血液を止めないこと，循環を確保し続けること．これらを全力で維持するスキルこそが，ER医の腕の見せ所です．ICUや各専門科のスタッフによる，本格的な「治療」が始まるのは，その少しあとになります．

「維持」に気がつくと，医療の見え方がいろいろ変わります．

場面を変えてみましょう．

ポロシャツの上に，前を開けた白衣を乱暴に着た，ヒゲもじゃの老年医師．過疎地域の山村，長閑な外来，近所のおばあさんと30分以上世間話をしています．ほかにも待っている患者さんはいるようですが，なんだかんだ，皆さん診察室ではなく，待合所に集まって，今日も談笑しています．

「で，じいさん，咳は実際出てねぇじゃねぇか」

「ああ，最近ほら，先生の薬飲んでねぇから，かえってよくなったんじゃねぇ
かな！」

「バカ野郎ちゃんと飲め！　ガハハ」

（ナレーション）山村の医療を1人で支えてきたヒゲ医者．じつは，住人全
員の持病を把握しています．誰がいつどういうように具合が悪くなるのか．な
るとしたら原因は何か．長年の観察で，見極めているのです．話し口調や所
作に変わりがあれば，押しかけるような往診をすることもありますし，本人が
痛みと折り合いがついていないようであれば，カウンセリング代わりに居酒屋
で杯を傾けたりもします．

　ヒゲ医者の息子は都会で働いており，医者とも思えない粗暴な父親にほと
ほと嫌気が差していますが，息子の婚約者はヒゲ医者の医療者としての深い
見識に気づき……．

NHKの40分くらいのドラマで，全5回くらいで放送されそうな内容です．い
わゆる「家庭医」とか「地域医」，「総合診療医」にクローズアップした人情もので
す．こちらも先ほどのERの例と同じく，ちょっとステレオタイプな医者のイメージ
を世間に植えつけるのに役立っているように思います．

ヒゲ医者のしていることは，主に「維持」です．

　診断はすでについている人たちを，ずっと見続けるのが，家庭医や地域医のと
ても大切な仕事です．加えて，高齢者にしばしば起こる，持病の悪化や本人が病
気を隠していることなどを，普段の観察から洞察するスキルも必要です．「診断を
更新し続ける仕事」とでもいいましょうか．

　今，2つ挙げた例は，どちらも極端で，ちょっと昭和のイメージだったかもしれ
ません．けれど，人々に比較的なじみ深いこれらのイメージは，医療を考えるうえ
でよい題材となります．

　皆さん，「医者は治すのが仕事だ」と，心のどこかで考えていらっしゃいません
でしたか？

　でも，ER医の仕事は，「診断と生命維持」．

ヒゲもじゃの仕事は,「維持と診断更新」.

もちろん彼らも,「治療」はするんですけれどね.でも,「医者の仕事といえば治療だ」というのが,思ったより極端なイメージなんだな,というのはわかっていただけるかと思います.

実際の医療現場は,もっと多彩です.イケメン俳優 ER とか,ヒゲもじゃ山村の家庭医以外にも,本当にいろんなタイプの医者がいます.

医学生は,さまざまな科の医師に憧れます.循環器外科医に憧れる人もいれば,内科医に憧れる人もいます.彼らは,なぜその科を選ぶのでしょう.

●目指す属性:治療型

「循環器外科にはさ,心臓を悪くした患者が,生きるか死ぬかでやってくるんだ.そこで,循環器外科医がビシッと治療するわけだよ.すると,患者は歩いて退院できるんだ.こんなに劇的に人を救える仕事,ちょっとほかにはないぜ…….俺は,循環器外科医になりたい」

彼は,「治療」に生きがいを見つけたのです.自分の志す医療のイメージ,なりたい医者のイメージが,まさに「治療」にあるということです.

●目指す属性:オールラウンダー,やや維持型

こんな人もいます.

「医の本道は,内科だよ.主治医として同じ患者を長年診て,最新のエビデンスに応じて過剰すぎず少なすぎない治療を施しつつ,患者のわずかな変化を見逃さない眼力を持ち,切れ味あるアドバイスを与えて導くんだ.毎年患者さんから届く年賀状が増えていくような医者に,俺はなりたい」

彼は,「維持」に医者の理想を見ているようです.ただ,よく聞いてみると,診断のスキルについても眼力という言葉で言及していますし,治療のスキルにも精通したいようですね.三位一体です.ドラクエでいうと賢者かな.殴れるしメラミ撃てるしベホイミ使える,みたいな.

●目指す属性：診断・治療型

こういう人もいます．

「内視鏡治療ってやっぱりすごいと思う．入院期間も短くていいし，昔だったら胃を取らなきゃいけなかった人を，胃カメラで見ながらその場でがんを取って治しちゃうことだってできるんだぜ．直接病気を見ながら切除範囲も自分で考えて，診断して治療して，がんを克服した人の定期フォローで胃カメラを覗きながら，今年も胃は大丈夫ですね，ご飯は美味しく食べられていますかって，聞けるんだ．消化器内科，いいよ」

自分で診断した患者さんを自分で治療したい，という欲求を持つ医学生って，結構いるんですよね．「診断」と「治療」を両方自分の手で行いたい，ということです．それ，普通なんじゃ，と思われるかもしれませんが，例えば，一般に外科と呼ばれ，胃や大腸，肝臓などを切る医者は，内科である程度診断された人の手術を担当しますので，やや「治療」よりです．今は「なんでも分業」なのです．そんな分業時代で，診断から治療までのスパンに責任を持ちたいというのは，立派なモチベーションになります．

●目指す属性：研究型？

ちょっと珍しい人が来ました．話を聞いてみましょう．

「少なくとも自分の取り柄は，ずっと頭脳を使っていることであるはずだ．患者さんを治療する立場で，直接感謝されるのもいいけど，うーん，『勉強ができるというスキル』こそが俺の武器なんだから，研究して，新しい治療を開発したいなぁ」

「診断・治療・維持」という医療の三本柱とは別に，「研究」という道を見つけた人ですね．

ぼく，この人の考え方，とてもよくわかるんですよ．医学部に入ったのは医者になりたいから，医療がやりたいから，とは，限りません．頭脳を活かしたいという考え方で将来を決めるのも，アリだと思います．

「医療の何に憧れるか，どういう医療を施したいのか」は，多彩です．

緩和ケア科は，患者さんとその家族に寄り添う，比較的維持型のお仕事．

循環器内科は，かつては投薬と定期外来診療が中心の「診断・治療・維持バランス型」だったように思いますが，毎日カテーテルを入れて心筋梗塞を治しまくっちゃうことができるようになり，「診断・治療一体型」のメンタルを持つ人が増えてきた印象です．

外科医は今も昔も，治療型の花形です．同じ外科でも，乳腺外科と，肝胆膵外科と，消化管外科では，治療も，診断のスタイルも，少しずつ違いますけどね．

整形外科医は，外科と名前はついていますが，「一般外科」とはまるで別の科です．腰や膝，肘などをそれぞれ見てケアする，「維持型」の人もいますし，外傷や腫瘍に対して手術をするのが生きがいの，それこそ「治療型」そのものみたいな人もいます．

診断，治療，維持．どれが自分に向いているのかな．どれが自分の憧れる医療なのかな．医者に限らず，医療者を目指す人は，一度この切り口で自分の医療に対する思いを分析してみるといいかもしれませんよ．

……ま，実際には．

「俺は治療特化型だから循環器外科医だな」なんて自分を分析して進路を決める人よりも，なんとなく飲み会の雰囲気とかで，「水が合った」とか，「先輩が信頼できそうだった」とか，「楽しそうだった」みたいに，進路を決めちゃう人も多いんですけれどね．

ところで．

この原稿を書いているぼくは，どういう方面が好きなんだろう，と考えました．

ぼくは……．解析して，分類するのが，好きなんですね．

振り返ってみると，子どもの頃から，『ポケモン』とか，『モンハン』とか，『三國志』でも『信長の野望』でも，『パワプロ』でも何でもいいんですけれど，出てくるキャラクターがどんな能力を持っていて，何が得意で，何が苦手で，何に似ていて，みたいなのを，いろいろ調べたり考えたりするのが，好きだったなぁと．

ゲームが好きだった元・少年少女であれば，共感してくださる方，いらっしゃい

ますよね.

　ポケモンの図鑑とか，モンハンのデータベースとか，読むの好きでしたし.

　ドラクエには，『モンスター物語』なんてのもありました.もうだいぶ前の本ですから，知らない人も多いかもしれませんけど.ゲーム上で戦って倒すだけの敵に，いちいち裏設定やストーリーが付加されている本です.スライムナイトの生い立ちとか.そういうのを読んで,うしろに広がる世界を想像するのが,なんだかいいなぁって思っていました.

　いやいや，医療とゲームを一緒にするなよ，という声も聞こえそうですが.

　向き・不向きというか，その人の性格的なところって，案外，子どもの頃からのタイプに根ざしていたりしませんかね？

　エクレアさん（あだ名）が，医療ってのは診断だけじゃないんだ，治療だけでもないんだ，維持ってのがある，っていったとき.

　（医療者には，3つの基本ステータスがあるんだな）.
　（ぼくらは，これらのステータスのいずれかを伸ばして，あるいは，複数を少しずつ活かして，協力して医療を行うんだぁ）.

　そう，思いました.
　『三國志』シリーズでいうと，武力，知力，政治力，それに魅力，みたいなステータスがあって.

武力と魅力に秀でていれば，将軍に向いていて.
知力に秀でていれば，戦場に随行する軍師に.
政治力に秀でていれば，内政を一手に担う宰相に.

　そうやって，分業をする.
　これは，医療でも，ちょっと似てるんじゃないかなぁって，ふと思ったのです.

　ぼくのステータスって，何が高いんだろう.
　ぼくは，何がしたいんだろう.

最後に，せっかくですので，病理医の話をします．

　ぼくらは，傷を縫えません．注射を打ったことがないです．飛行機で，お医者さんはいらっしゃいませんかといわれても，出て行けません．外来を持ちません．病棟を持ちません．患者さんに会いません．

「診断」「治療」「維持」のうち，「治療」と「維持」は，できません．

「診断」だけに特化した仕事なのです．

　親族，友人，知人，フォロワーなどに，よくいわれましたよ．

「医者になったのに，なんでわざわざ，治療もできない病理医を選んだんですかぁ？」

　たぶんですけど，この質問に対する答えは．

「治療」こそが，自分のやりたい医療だと邁進する循環器外科医だとか．

「維持」こそが，自分の医療なのだとプライドを持って働く看護師さんと同じで．

　ぼくの場合，「診断」に特化しようと思った，ということなんです．

　じゃあ，「診断」って何なんでしょう．

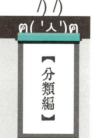

Dr. Yandel の「脳理」解剖　【分類編】

❶ エクレアさんが教えてくれた「診断」「治療」「維持」の覚醒！（それは…，）
❷ 【診断】病気の正体を暴きます
❸ 【治療】病気そのものを治します
❹ 【維持】治す前，治している最中，治ったあと，あるいは治らないでいるときに，どうしたらいいかを教えたり，サポートしたりします
❺ で，ぼくは……．解析して，分類するのが，好きなんです（病理診断）
❻ 次（章）で「診断」のリアルを語りましょう

いち病理医のリアル
Contents

1 病理に暮らす

2 診断が好きだ

3 敵に名前をつけろ

4 スケッチよりもシェーマ

5 退避・対比・コミュニケーション

6 石橋を叩いて渡す

7 君が作家なら，ぼくは編集者

8 ついついマルチなお節介

9 ドラえもんに会う前に

10 ある病理医のリアル

3 敵に名前をつけろ

**診断って結局なんなのだ．病気を分類して確定することが，
どのように役立つのかを知る章**

病気は形態と遺伝子と統計で分ける．分けたいから分けるのではない．
見通すために，乗り越えるために，宿敵に名前をつけてやる．

治療も維持もせず，ただひたすらに診断に特化しているのが，
病理医．

診断が好きなんです，ぼくは．

では，診断とはそもそも，何をすることなのでしょう．

診断とは，患者さんが「なぜつらい目に遭っているのか」の原因を探って，名前
をつけることです．
名前がつくと，どんないいことがあるのでしょう？
今後の予測が立てられます．
そして，治療を決めることができます．

例を挙げましょう．
ぼくが，今，「お腹が痛い」とします．
早く治ってほしいなぁ．
どうやったらこの腹痛は治るでしょう．
そもそもなぜ，ぼくのお腹は痛むのでしょうか．いろいろな原因が考えられます．

・便秘でお腹が痛い.

・食あたりでお腹が痛い.

・殴られてお腹が痛い.

いずれも，なぜお腹が痛いのかを説明している文章です.

ではこれらは，「診断」といえるでしょうか．いいえ，いずれも不十分です．なぜなら，これだけでは「今後どうなるかの予測はできない」し，「治療が決まらない」からです.

便秘でお腹が痛い

便秘だったら，「開通」すれば，きっとおなかが痛いのは治るでしょう．しかし，「便秘の原因」がまだわかっていません.

腸の動きが弱っているから？　腸がよじれてしまっているから？　がんができていて，腸が詰まってしまっているから？　どれもこれも，便秘の原因になりますが，現象がまるで異なります.

腸の動きが弱っているとか，食べる量が少なくて便が硬くなっているのが原因の便秘であれば，腸の働きを助ける薬を使ったり，食物繊維の多い食事習慣に切り替えることなどが，適切な「治療」です.

しかし，腸にがんがあって，そのせいで食べ物が通過しづらくなっていたら，腸の動きを手助けしようが，食物繊維を増やそうが，結局，詰まってしまいます．便秘はよくなりませんし，症状がかえって悪化することもあるでしょう．「治療」のためには，がんを取り除くなど，腸の動きが原因だったときとはまったく異なる手段を講じなければいけません.

便秘とひと言で片づけるのは簡単ですが，

・便秘の元となっている病気

・便秘以外の症状の有無

・現在，全身状態がどうなっているか

などによって，「治療」は変わってくるのです.

・便秘でお腹が痛い

という文章は，何も間違ってはいませんが，この一文だけで治療を選ぶことができないわけですから，「診断」としては不十分ということになります．

食 あたりでお腹が痛い

では，お腹が痛い原因が，食あたりだとしたら，どうでしょう．
食あたり，すなわち感染性腸炎です．一般的には，水分をきちんと取りながら，お腹の中にいる細菌，もしくはウイルスが出ていってくれるのを待つことになります．では，どんな微生物が原因であっても，水分接種をしながら様子を見ておけばよいのでしょうか？
原因となる微生物はいろいろ．サルモネラ，腸炎ビブリオ，O-157，ノロウイルス……．
例えば，腸炎ビブリオであれば，多くのケースでは抗生剤を使わなくても，数日で治ります．その間，下痢による脱水に備えてきちんと水分をとることが重要です．
一方，サルモネラやO-157の場合も，基本的には抗生剤は使用しないことが多いようですが，場合に応じて抗生剤を投与する場合があります．重症度や患者さんの年齢などによっては，「菌を積極的に倒しにいく」という方針を立てます．しかし，ケースバイケースです．
ノロウイルスにはそもそも抗生剤が効きません．投与してもメリットがなく，むしろ菌抗体などのデメリットが気になります．

結局，食あたりといっても，

・原因となる菌・ウイルスの種類
・症状がどれくらいきついか
・患者さんの体力がどれくらいあるか

などによって，「治療」が変わってきます．また，原因となる微生物によって，「周りの人に移さないための対処法（消毒の仕方など）」も変わってきます．

・食あたりでお腹が痛い

　という文章も，まったく間違ってはいませんが，この一文だけで治療を選ぶことはできません．「診断」としては不十分ということになります．

殴られてお腹が痛い

　殴られてお腹が痛い場合は，どうでしょう．

　殴られたら痛いのは当たり前だよ？　ええ，その通り．原因となった「出来事」は，はっきりしています．

　でも．

　例えば，時間とともに痛みが引くか引かないかによって，「治療」を変えなければいけません．

　しばらく時間が経ってよくなるなら，様子を見るだけでよいでしょう．

　けれど，ずっと痛いままだとか，どんどん痛みが強くなったら，どこか臓器が壊れてしまっているかもしれません．例えば，脾臓（ひぞう）が破裂しているかもしれない．

　もしそうなら，破れた脾臓からどんどん血が漏れて，いずれ死んでしまうかもしれない．どこかのタイミングでお腹を開いて，血を止めたり，壊れた脾臓を取り出さなければいけない，ということも有り得ます．

　腹部殴打による腹痛．立派な診断のように見えますが，

・症状の強さ
・時間による経過
・壊れている臓器があるかどうか
・お腹の中で出血していないかどうか

　などの評価を加えないと，「治療」の機会を逃してしまう，あるいは間違った「治療」をしてしまうことにつながります．

・殴られてお腹が痛い

という文章は，ちっとも間違ってはいませんが，この一文だけで治療を選ぶことはできません．「診断」としては不十分です．

　以上の3つの例を眺めてみると，患者さんを診るとき，単純に原因を突き止めるだけでは，診断は成り立たないのだ，ということが見えてきます．原因のある場所，強さ，それによりどの臓器がどう変化しているか，現在の患者さんの様子などを，どんどん探っていかないといけません．
　診断とは，

・病名を決める
・病気に侵されている場所を確定する
・病気の重症度を調べる

などをさまざまに含む，思ったよりも複雑な仕事です．

　すべての医者は診断を行います．

・胸が痛いという20代前半の女性，さあ，何が原因か．
・呼吸困難で運ばれてきた40代前半の男性，さあ，何があったのか．
・頭の痛みを訴える50代後半の男性，さあ，何を考えるか．
・最近腰が痛いという80代の女性，さあ，どうするべきか．

　お困りの患者さんが病院に歩いてきたり，また救急車に乗って運ばれてきたりしたとき，あらゆる科の医者が診断を行います．
　診断をまったくしない医者というのはいません．
　内科医も，外科医も，耳鼻科医も産婦人科医も泌尿器科医も，みんな診断をします．

ところで，病理医は診断に特化した仕事です．他の科の医者がそれぞれ診断をしているのに，このうえさらに診断に特化した病理医を雇って病院に置いておく意味は，どこにあるのでしょうか．

じつは……．
患者さんが今後どうなるかを予測し，治療を選択するために，病気の原因となった細胞の形や，遺伝子の異常までチェックしないといけない病気というのがあります．
臨床医は，診断を担当しますが，さすがに細胞の形まではチェックすることができません．代わりに，極めて専門性の高い特殊技能を持ち，治療や維持を一切担当せず，「細胞の形や遺伝子の異常をもとに診断を行うこと」に特化した仕事を行う医者が，細胞や遺伝子の診断を担当するのです．それが，病理医です．

では，細胞の形や遺伝子の異常を確かめないと，診断が決まらず，治療の方針を立てることができない病気（つまり，病理医がいないと診療方針が決定できない病気）というのは，どれくらいあるのでしょう．

筆頭は，「がん」です．
がんの診療においては，原則的にすべて，細胞の形を確認することが必要です．また，近年の進歩したがん治療においては，遺伝子の異常を細かく見極めることも重要となっています．
がんは，すべての臓器に発生します．ですから，病理診断も，すべての臓器を対象とします．

がん以外にも，病変を手術で採ってくる場合には，必ず病理診断が行われます．胆石症，腫れた扁桃腺，子宮筋腫，卵巣の良性腫瘍，子宮内膜症……．
ありとあらゆるがん，そして手術で採ってくる病気において，細胞の形を吟味し，細胞がつくり出す構築物を分析し，ときには遺伝子やタンパクの異常を見極めて，正確な名前をつける．加えて，病気の重症度や，どれくらいの範囲が侵されているか，さらに，どのような薬が効きそうかといった情報を余さず集めて，病気を完全に分類する．
ここまでやって，はじめて，がんなどの病気に対して，今後の展開を予測したり治療方法を決定したりすることができます．

いち「病理医」のつぶやき ①
お付き合いのある医師, とそうでない医師

もちろん, 病理診断がなくても診断が決定できる病気も, いっぱいあります. 心筋梗塞, 狭心症, 脳梗塞, 脳出血といった, 血液のダイナミズムに関係する病気や, 多くの感染症, 糖尿病や痛風のように, 血液検査までで診断を決定できる病気は, 病理診断をする必要がありません.

さらに, 診断の確定よりも, ひとまず生命維持が優先される救急救命の現場では, 病理診断はほぼ, 出る幕がありません.

病理医は多くの科の医師と関わりますが, 救急, 循環器内科の医師とはあまり会話する機会がありません. 精神科, 感染症内科の医師とも, 普段仕事ではほぼ出会うことがありません.

ただ, 不思議なことに, Twitter では, これらの科に勤める知り合いが多くいます. ネット上に限れば, 精神科医や感染症内科医のほうが, 病理医よりも多く知っているかもしれません. なんでしょうね, これ, 不思議なものです.

病院で行われる「がん診断」を, 具体的に見てみましょう.

「肺がん」を例にとります. 今, ぼくが適当につくり上げた症例を題材とします (現実にこの症例のモデルになった方・参考にした方というのはいらっしゃいません. 症例のディテールは, あくまでランダムに組み上げました).

患者さんは, 60 代の女性です.

健康診断の胸部レントゲン検査で, 右肺に影が見つかりました.

影がある. つまり, そこには, 周りの肺とは違う何かがある, ということです.

「肺に影がある」

という言葉は, 診断への第一歩です. けど, まだ, 何もわかりません. がんかもしれませんが, 肺炎かもしれません. この段階では, 影を放っておいていいのか, 放っておけば悪くなるのかを予測することはできません (病気だとしたら何なのかがまったくわかっていないし, そもそも, 病気かどうかも不明).

さあ, 「診断」を進めましょう.

造影 CT 検査が施行されました．レントゲンでぼやっと映っていた影は，右肺下葉と呼ばれる場所にあり，造影剤で白く染まる「カタマリ」をつくっています．レントゲンで肺に影があるというあいまいだった情報が一歩進み，

「この人には，右肺下葉にカタマリがある」

というところまで，「診断」することができました．

でも，ここで足を止めてはいけません．カタマリがある以上は，そのカタマリが，

・がん
　→　放っておけば大きくなると推測される
　→　命の危険がある
・がんではない，良性のカタマリ
　→　放っておいてもあまり大きくならない
　→　命に危険がない

のどちらであるかを決める必要があります．もっと画像を詳しく見て，カタマリを解析します．

　カタマリは，一見するとピンポン球のような球状をしているのですが，へりの部分が少し毛羽立っていて，周囲の肺に突き刺さっているように見えます．
　その目でよく見ると，周りの肺に縦横無尽に走っている血管の一部が，カタマリに向かって引きずり込まれているような，引きつれているような印象があります．
　カタマリは，くりっと整った球状をしているわけではなく，少しごつごつとしており，造影剤による染まり方も，カタマリの中心部と周りで少し異なっています．ムラがあり，不均一に見えます．
　これらの見た目から，呼吸器内科医（肺の専門家です）や放射線科医（CT画像を読むのがとても得意な人です）は，

「おそらくがんではないか」

と，あたりをつけます．
　それも，腺癌（せんがん）というタイプのがんではなかろうか，と予測します．

CT 画像に写った病気の形や，造影剤によって病気がどのように染まって見えたかなどを細かく解析し，それがどういう性質を持つのかを考えるやり方を，

・**画像診断**

と呼びます．

　CT, MRI, 超音波などを用いた画像診断は，かなりの精度を誇ります．しかし，完璧ではありません．がんに似た形をしている，がんではない病気というのもあります．もしこの人をがんだと決めつけて，多くの検査を行い，手術をして肺を取って，結果，がんではなかったとしたら，それはこの患者さんにとって

「しなくてもよかったのに，手術という大きな負担をかけた」

ということになってしまいます．
もっと診断を確かなものにする必要があります．

　画像診断で「病気の形」をチェックしたなら，さらにもう一段階，次のステップに進みます．
　ロケットの打ち上げを見たことがありますか？　空気中を爆音とともに上昇していくロケットは，ある程度の高さ・スピードに達したところで，一段目のロケットエンジンを切り離して，二段目のエンジンに点火します．ロケットはこれでさらに高みに達します．
　診断も，このロケット打ち上げと似たところがあります．臨床医が，カタマリがあることを見抜き，それががんではないかと疑いをつけ，診断がスピードに乗ったら，二段目のブースターを使います．
　ここで登場するのが病理診断です．

　　肺の中にあるカタマリめがけて，気管支鏡と呼ばれる細いチューブを口から投入します．カメラで覗きながら，気管・気管支を奥へ奥へと進んでいき，カタマリのあるところの側でストップ．
　　細く入り組んだ細気管支をトンネルにたとえるならば，カタマリはトンネルの真ん中ではなく，トンネルの壁の向こうにある「肺実質」と呼ばれる部分に存

在することが，先ほどの CT でわかっています．カメラではトンネル内の様子を
うかがうことができますが，壁の向こうにある肺実質は直接覗くことができませ
ん．そこで，超音波検査を用います．

カメラの横から超音波検査装置を出して，トンネルの壁の向こうを描出します．
あったあった．カタマリを見つけました．

超音波検査でカタマリが見えたので，トンネル内のチューブから，カタマリに
向けて，特殊な針を刺します．この針は中が空洞になっており，カタマリに突き
刺すことで，その一部分を採取してくることができます．

病気を構成する細胞を採ることができました．「生検（せいけん）」といいます．

これを，病理検査室で技師さんがプレパラートに加工します．病理医の手元に
届きます．

このプレパラート上には，CT や超音波でカタマリとして見えていた病気をつく
りあげた細胞があるはずなのです．

さあ，細胞がうまく採れているかどうか．……あった！

明らかに普通の肺に見られる細胞とは形の異なる細胞が，普通の肺では見ら
れない配列を呈しています．さらに細胞を観察しましょう．通常肺にある細胞
と比べて，異常のある細胞においては，DNA の入れものである細胞核の形が
とてもいびつに変化しています．細胞が本来の機能を果たすために必要な細胞
質も，普段とは異なる量，異なる色合いを示しています．細胞どうしが複数で
組み上げる構造物の形もおかしくなっています．

「これは，肺がんである」

と，病理組織診断が下されます．

カタマリが，がんでした．患者さんにとっても，患者さんの周囲の人々にとっても，
大きな衝撃です．しかし，まだ，診断は終わりません．

診断の目的は，何だったでしょうか？

真実を知るため？

患者さんに衝撃を与えるため？

違います．

この病気をこのまま放っておいたら将来どうなるかを推測し，どのような対処・治療を施すべきかを考えるために行うべきものが，「診断」です.

　じつは，「肺がん」という言葉だけでは，将来の予測も，治療方針の決定も，まだできないのです. 診断は，まだ完了していません.

　病理医は，がんであると見抜いた細胞に対して，さらに形態を細かく解析します.

　呼吸器内科医や放射線科医が，CT 画像に写ったカタマリの形をミリ単位で読み解く作業は，

・**マクロ形態解析**

と呼ぶことができますが，これに対し，病理医が顕微鏡を使ってマイクロメートル単位で細胞の形をさらに鋭く読む作業は，

・**ミクロ形態解析**

と呼べます.

　マクロからミクロへ. がんのような病気は，とにかく，医療者たちによってめったやたらに観察・解析されていくのです. それだけ人類はがんに対して本気なのです.

病理医による，ミクロ形態解析

　がん細胞の増え方，分布様式に着目します. がん細胞は，肺に本来ある肺胞という構造に沿って増えています. 肺胞にはもともと，肺胞上皮（はいほうじょうひ）という細胞があるはずなのですが，これが，がん細胞に置き換わってしまっています. あたかも，もともとアパートに住んでいた人（正常の肺胞上皮）が，ヤクザ（がん細胞）によって嫌がらせをされ，追いだされてしまったかのようです. 肺胞の中で，がん細胞はわが物顔に，乳頭状（にゅうとうじょう）と呼ばれる構造をつくったり，腺管（せんかん）と呼ばれる構造をつくったり，一

*1…転移：がん細胞が最初に発生した場所（原発部位）から，血液やリンパの流れに乗って別の臓器や器官に移動し，増殖すること.

部では肺胞を壊したりしながら増殖しています．好き勝手にやってやがる．

　正常の肺では見られない，異常な構造物．

　肺がんの中でも，腺癌に相当するやつだな，と見当をつけます．組織を見て，細胞のタイプを再分類するのです．組織型を決める，といいます．

　肺がんのうち，頻度の高い組織型は，腺癌，扁平上皮癌，神経内分泌癌の3種類．いずれもがんであることに違いはないのですが，すべて，治療法が異なります．ですから，組織型の決定には慎重を期さなければなりません．

　ここで，免疫染色という技術を投入します．免疫染色は，細胞の核とか細胞質といった構造物を染めるものではなく，標的としたタンパクだけを狙い撃ちして染める特殊技術です．細胞の形を見た段階で，腺癌であることはほとんど間違いないですが，念には念を入れるのです．

　抗 TTF-1 免疫染色が，がん細胞の核に陽性となっています．抗 Napsin A 免疫染色も，がん細胞の細胞質に陽性です．どちらも，腺癌だろうという予測を強力に支持してくれます．

　以上のミクロ解析の結果，病理診断が下されます．

　「右肺下葉にあるカタマリは，肺原発の腺癌である」

診断が，より詳細になりました．

でも，まだです！

　今度は，このがんが，どれくらい進行しているか，リンパ節に転移[*1]していないか，他の臓器に転移していないかなどを調べる必要があります．

　がんがどれだけ進んでいるか（進行度）[*2]によっても，治療法が異なるからです．さらに検査を進めていきます．

　すべての検査の末に，この人の病気は，

・**肺腺癌である．**

・**肺の中に留まっている．大きさは 2.5 cm.**

・**リンパ節転移なし．**

・**その他の臓器への転移なし．**

＊2…進行度：がんの病態（広がりや進行度）を知る「病期」（ステージング）のこと．国際的なステージングである UICC（国際対がん連合）による TNM 分類が有名．

ここまで，診断することができました．CT，MRI，PET検査，気管支鏡，病理診断などを駆使した結果です．

以上が揃って，はじめて，「治療」の方針が見えてきます．

「これは，手術だな……．手術をすれば，根治できる可能性がある」

ここまで来てようやく手術です．
医療者ではない方々にとって，医者といえば治療する仕事だと思われがちですが，ここまで書いてきた言葉はすべて「診断」に携わるものです．
診断って，長くて，複雑です．

ようやく手術といったばかりでアレですが，じつは，手術をするためにはさらに検査が必要です．現在の患者さんの肺がどれくらい元気か，肺を多少切り取っても呼吸が問題なくできるか．心臓に，手術を妨げるような病気がないか．糖尿病のように，傷の治りを遅くしてしまう病気が隠れていないか．
がんそのものを「診断」したら，患者さんの体力とか，背景をも「診断」しなければいけないのです．
本当に，診断というのは，やることが多いです．

今度こそ，すべての検査が終わり，手術が施行されました．特にトラブルもなく手術が終わり，右肺下葉が切除されました．
これで終わりではないです．
まさか，と思われる方もいらっしゃいますが，手術で採ってきた検体を，再度「病理診断」するのです．
ええっ，また？　また「診断」？

必要なのです．手術の前に画像で見た病気の形．針を刺して一部分を採取して行った病理診断．これらの合わせ技で「手術前診断」*3 を決めて，手術をしたら，今度はその結果がどれだけ正しかったかを，手術検体を用いてさらに細かく検索するのです．
1章で書いた，「大物切り出し」をします．

---

*3…手術前診断：ここまで長々と書いてきたように，病気を手術で取り除く前に病気の正体をある程度見極めるのが「手術前診断」．その後，手術によって採ってきた臓器をさらに細かく解析することで，「手術後診断」すなわち「最終診断」が下される．

採ってきた肺の中には，当然，がんがあるはず．でも，肺の外側からでは見えません．

そこで，肺にナイフを入れて，切り口を観察します．

はじめて，がんを肉眼で見ることができます．きちんと写真を撮ります．

がんや，その周りの肺をじっくりと観察し，病気がどれだけ広がっているかを肉眼で「診断」します．そして，がんの部分をきれいにトリミング（切り出し），技師さんにプレパラートにしてもらって，病変を顕微鏡で観察するのです．

針を刺して採ってきたごく少量の「生検」検体に比べ，術材から切り出したプレパラートなら，がんの全体像を見ることができます．がんの細胞がつくり出す不規則な構造も，がんが場所によって態度を変えたりする姿も，肺の中にどのように広がっていくのかも，生検よりもはるかに細かくチェックできます．

がん細胞の種類．正確なサイズ．どれだけもとの肺を破壊しているか．リンパ管や血管のような構造の中に入り込んでいるがん細胞はいないか．肺と一緒に採ってきたリンパ節に，がん細胞の転移はないか．これらを，UICC/TNM分類[*4]という国際的な評価方法や，日本の癌取扱い規約[*5]と呼ばれる評価方法に沿って，細かく記載します．

手術後に行った病理診断で，今度こそ，「診断」が終わります．

今後，どれだけ再発するリスクがあるかという予測ができます．

追加の抗がん剤治療が必要かどうかなどの治療方針も決定できます．

以上はすべて，ぼくが1人で考えた「ウソのストーリー」です．ただ，ふだんの肺がん診療ではこれとほぼ同じ，あるいはこれよりさらに複雑な過程を経て，1人の患者さんが診断され，治療，維持へと向かっていきます．

ものすごく長くて，とても難しい作業です．

がんを扱う病院では，これらの「診断」が，複数の臓器において行われており，病理医はそのすべてに参加して，診断の一部（病理診断）を担当します．

病理医の仕事は，「病気に名前をつけるだけ」「がんか，がんじゃないかを，決めるだけ」などといわれますが．

実際には，名前をつけるだけではなく，がん細胞の顔色をうかがい，背格好を見極め，どんな食べ物が好きか，どこをうろついているか，将来何を考えているかといった，幅広く奥の深いプロファイリングを担当する仕事なのです．

＊4…UICC/TNM分類：UICC（国際対がん連合）によるがんの病期分類の国際基準．T＝腫瘍，N＝リンパ節，M＝転移の基準で「腫瘍の大きさ」「リンパ節転移」「他の臓器・組織転移」を分類．

いち「病理医」のつぶやき 2
病理医に求められる「決断」とは？

　病理組織診断の精度は極めて高いです．というか，病理診断が「がんである」といったら，臨床医がそれをほかの検査で覆すことはほとんどできません．

病理診断は，臨床医にとって「絶対」です．

　ですから，顕微鏡を見て，ちょっとでも診断に迷ったら，安易に「がんである」といい切ってしまってはいけません．病理医が悩みながらも「がんです」といったら，臨床医は疑いなく「そうか，がんですか」と受け取って診療を進めてしまうからです．

　ここが，とても難しいところです．

　診断というのは常に，「◯◯の可能性がある」「□□という病気も否定できない」と，さまざまな可能性を考慮して慎重に進められていくものなのですが，現実の医療現場で「万が一」という言葉をあまり頻用してしまうと，治療方針がいつまで経っても決まりません．どこかで決断をしなければいけない．もちろん，性急に決断をしろというわけではないです．ちょっと様子を見るという選択肢もあります．必要な検査を追加することも大切です．でも，たとえ検査を無限に追加したとしても，病気が「シロか」「クロか」を決定的に分けることはできません．

　まして，がんの場合には，あまり診断に長い時間をかけてしまうと，その間に病気が進行してしまうことがあります．急いで間違った診断を下してはもとも子もないですが，ゆっくり診断を決めているうちに治療ができないほど病気が進行してしまうのもまずいです．

　最初にお話ししましたが，「診断」というのは，将来を予測するため，そして，治療を決定するために行うものです．がんにおいて，将来を最もよく予測し，治療方針に最も関わってくるのが病理診断です．病理医はどこかで決断をしなければいけません．

＊5…癌取扱い規約：がんの状態や治療結果を記録する際の約束事を国内の各癌関連学会がまとめた本．がんの進み具合を評価するための基準を示し，治療法の選択や治療効果を評価する尺度とされる．

Dr. Yandel の「脳理」解剖

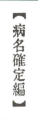

【病名確定編】

① 「診断」によって，今後の「予測」と「治療」ができます
② つまり，「病名を決める」「場所の確定」「重症度」が診断の3要素です
③ 細胞や遺伝子，病変の異形を見極める専門家が「病理医」です
④ 「生検」「ミクロ形態解析」「免疫染色」らを駆使して，がんに対峙します
⑤ そして術後の「大物切りだし」を経て，ようやく診断が終わるのです（本当に長い道のりです）
⑥ 名プロファイリングを行うには，「決断」が必要です

いち病理医のリアル
Contents

1 病理に暮らす

2 診断が好きだ

3 敵に名前をつけろ

4 スケッチよりもシェーマ

5 退避・対比・コミュニケーション

6 石橋を叩いて渡す

7 君が作家なら，ぼくは編集者

8 ついついマルチなお節介

9 ドラえもんに会う前に

10 ある病理医のリアル

4 スケッチよりもシェーマ

形態診断学は見たものを見たまま記録するのではなく,
そこに何らかの意図を付与する仕事であり, おもしろいんだよ, という章

学生のあいだに「顕微鏡を見てスケッチをする」. これで,
医学生の9割以上は, 決定的に顕微鏡が嫌いになる. スケッチなんてやめてしまおう.
シェーマというやり方がある. このほうが, 何もかもおもしろくなる.

病 理医は, 診断に特化したお仕事でして, やりがい, あるんですよ.

ぼくはこの仕事, 好きですねぇ.
なーんて, さもうれしそうに吹聴していると.

えー, 病理医ですか.
なんか顕微鏡ずっと見てるんでしょ? 暗そう……

いろいろなところでいわれました. いち病理医の, リアルな評判.
がっくりします.
他人が働いている仕事を,「暗そう」とかいうなよなぁ.
でも, 病理医ってやっぱり, 変なイメージあるみたいですね.

病理医といっても千差万別です.
ただ, ぼくがみんなにいわれた「暗そう」という話は, 結構頻繁に聞きます. このイメージがどこから出てきたのかな, と探ってみましょう.
病理なんて暗くて偏屈だ, という先入観.
本来, 病理という世界に親和性のあるはずだった医学生が, この先入観のせいで, 病理診断の世界を敬遠してしまうんだとしたら, それはちょっと, もったいないかな.

印象が真実ならしょうがないんですが……．どうも，過剰に歪んでいるのではないかなぁ，と，現場に暮らすぼくは思うのです．

じゃあ，なぜ，病理医の印象は歪んでしまっているのでしょう？

病院で働いていない皆さんに聞いてみると，病理医というのはそもそも，イメージできないようです．そんな仕事があるのを，知らない．イメージ自体が存在しない．

一方，病院で働いている人たちは，病理検査室に暗く湿ったイメージを持っている．

じゃあ，このイメージって，いつ醸成されるんでしょう．非医療者が医療者になる途中のどこかの段階で，

「病理ィ!?　暗くね？　じめじめしてそう！」

っていう感じに，シフトしているってことです．

印象がだんだん悪くなっていく理由が，どこかにあるんじゃないでしょうか．

これから，ちょっとした極論を展開します．自分でも，これがすべてじゃないよなってのは，わかってます．でもね，確信に近い持論です．

ぼくは，医療者，特に医者が病理医を暗い仕事だと思っている元凶は，「病理組織実習」にあるんじゃないかなぁと思っています．もっと詳しくいいましょうか．

学生時代に，顕微鏡実習で，スケッチをさせられた人は，
病理医の仕事を，暗く偏屈であると勘違いしてしまい，
たいてい嫌いになる説

これを検証します．

大学に入るまで病理医のことを知らなかった多くの学生が，医学部6年のあいだに，病理という世界をかじって，講義や実習で触れて，とやっているうちに，病理って暗そうだなぁという印象にシフトしていくとして．

その原因は，どこにあるのか？

病理が暗いと言われる原因は？

①　病理は実際に暗く湿った地獄のような世界である．現実は非情である．
②　講義にやってくる病理医がみんな湿気ってる．坊主暗けりゃ寺まで暗い．
③　実習がつまんない．これが病理だっていうなら，ぼくはいやだ．

候補としましては，こんなところでしょう．

　①についてはね，これはもう，個人差もあります．ぼくは天国だよと思っていますけども．この本を通じて，皆さんが，「楽しそうな地獄だな」って思ってくれるくらいがちょうどいいのかもしれませんね．
　②は……個人の経験で恐縮ですが，病理の講師だけがとりわけ暗かった記憶なんて，少なくともぼくにはないです．むしろ明るくておもしろい先生が多かった気がする．人それぞれですけど．
　③．ぼくは，③のせいだと思っています．

　ぼくが今，「悪者」にしようとしている病理組織実習というのは，何をする実習かと申しますと．
　大学によって多少の差はありますが，たいていの場合共通しているのは，

・学生がプレパラートを顕微鏡で見る実習で，
・病気を観察し，ミクロの世界で細胞にどういう変化が起こっているかを学ぶ．
・事前の講義で習った像が，実際にはどのように見えるでしょうか？　自分で見てみよう！
・細胞像をスケッチして，解説を書き込んで提出してくださいね．

　といったところです．ちょっと楽しそうな生物実習ふうですけれども．実際には，なかなかにして，クセのある実習なのです．

　組織実習の話をする前に，ちょっと寄り道して，「解剖実習」の話を先にしましょう．

　解剖実習は，ご遺体にメスを入れて，各臓器を観察し，教科書や講義で習った

体の仕組みが実際にどう見えるかを体感する実習です.

　医学生は，非医療者の皆さんがお持ちのイメージと大差ない想像を抱えて，解剖実習をスタートします.

「怖そう．気持ち悪いだろう．くさいのでは．グロそう」

　でも，実際にご遺体を目の前にして，あまりに精巧な各種臓器の形，配置，色・姿を目にすると，

「ぼくらは，『人体』を扱う仕事をするんだ．こんなに緻密にできあがった人体を，今から学んで，病気のことを考え，治療を施すんだ……燃えてきたぜ……」

という，使命感のような高揚した何かが，心の底から浮き上がってきます.
　ホラー映画とはまるで違うんだ．ちっともスプラッタじゃないんだ.
　人体という奇跡を目の当たりにした感動．想像を超えた精巧さ．どこまでも複雑で，しかし合理的な人体という不思議のかたまりを，これから職務として一手に引き受けることへの，武者震い．ご遺体を献体してくださった方に対する感謝の気持ち.
　これらが，もろもろ，ブワーッとわき上がってくるんです.

・自分が将来，外科に進んだら，臓器を直接扱うんだ.
・自分が将来，内科に進んだとしても，聴診器とか当てたり，触診したりするときは，体内の臓器を想定することになるんだ.
・きちんと見ておかないとな！

　モチベーションも上がろうというものですよ．解剖実習のインパクトは絶大です.

　そして，同じノリで，病理組織実習も，始まるのです.
　顕微鏡か……，どういう実習なんだろう．でも，解剖のときみたいに，きっといろいろ見えてくるんだろうなぁ.
　将来，何科に進むにしても，病気の正体を知っておいて損ではないし.
　病気がどのような細胞の異常によって引き起こされているかを，ぜひ目で見ておくべきだ.

実習にちょっと慣れた医学生は，ある程度の使命感を保ったままで，病理組織実習を始めます．しかし…….

これが，その…….
解剖と比べるのもアレですが，ええと，ほとんどの人にとっては，つまんないんっすよね.

絵が上手な人は，ちょっと楽しいかもしれません．片目で顕微鏡見ながら片目でノートを見て描くという小技に酔いしれる人もいます．色鉛筆を細かく取りそろえてみたり.

しかしですね，肺胞の形とか，胃底腺粘膜の構造とか，ええと，あまりに現実とかけ離れすぎているというか，ちょっと専門的すぎるというか.

なんせ，実際の医療現場でも，専門性が強すぎるためにわざわざ「病理医」という専門家を用意しているような分野ですよ.

医学生の皆さんは，最低限度の細胞の知識だけ詰め込みましょうね，みたいにいわれましても.

「プレパラートのどこかに，核内封入体がある細胞が 2 個だけありますから，それを探し出してスケッチしましょう．こちらのプレパラートには，真菌が見つかります．さぁ，見つけてみましょう」

　えっ，どこだよ，見つからないよ.
　そもそもこの顕微鏡，なんか操作感がよくないよ，
　視野を動かすと，酔っちゃうし.

　まぁわかった，探してスケッチしろってんなら，将来人を救うため，病気を理解するためだ，やってやろうじゃないの.
　……見つけた！
　うーん.
　「教科書の像と一緒」だよなぁ.
　当たり前かぁ.
　スケッチするかなぁ.
　教科書写しても，ほとんど変わんなかったなぁ.

そりゃあそうか，解剖なら実際に手に取ったり，立体的な臓器の奥を覗き込んだり，三次元の世界を自分で検索する場合には新しい発見がいっぱいあるけど，「教科書の写真で見る」のと，「レンズの向こうを見る」のは，どっちも二次元の世界だし，素人目には，違いは特にないんだもんな．

　とにかく，顕微鏡を見続けるのが大変．両目のピントがいまいち合わないんだよなぁ．

　きついなぁ．顕微鏡の実習，つらいなぁ．

　これを1日中やってるのかぁ，「病理」って．

　俺には病理医は勤まらんなぁ．

　こんなウォーリーを探せ，みたいな仕事，興味わかねぇよ．

　ビョウリーを探せ……ぷっ……このギャグいつか使おう……．

学生時代に，こういういやな経験をした人が，将来，循環器内科とか，代謝・内分泌内科とか，脳外科とか，精神科とか，いろいろな科に行きます．

　そこで，ふと，学生時代を思い出して，昔話をしたりします．

「病理？　あの，顕微鏡ばっかり見て細かい細胞の変化探しにいく仕事？　あ～実習でやったよ．いや，俺には務まらんね．まず，顕微鏡で酔っちゃうから，向いてないなぁ（笑）．

　あれ，医者やってる実感がないよね．いってみれば間違い探しと一緒でしょ．ああいうのが好きな人には，ま，いいんじゃない？　数独[*1]とか1日中やってるタイプの人がやればいいんだよね．

　病理医ってだいたいあれだろ，変人・大酒飲み・貧乏ってやつ．そういう人がやればいいじゃん．俺は患者とコミュニケーションを取る今の仕事のほうが性に合ってるからさぁ．人間と会話するのが苦手な人は，顕微鏡とずっと会話してスケッチを描いてたほうが，お互い幸せなんじゃないのかな（笑）」

うーむ．

先に正直に話しますと，病理医となった今のぼくであれば，顕微鏡を1日中見て，細胞をスケッチしろといわれたら，めちゃくちゃ面白くやり遂げる自信があります．

　まず，顕微鏡を見ながらスケッチを描くのにはコツがありましてね，病理医をやっているうちに，慣れたんでしょうね．

---

*1…数独（すうどく）：3×3のブロックに区切られた9×9の正方形の枠内に1～9までの数字を入れるペンシルパズルの1つ．「ナンバープレース（ナンプレ）」とも呼ばれる．たのしい．

細胞をただ写実的に，教科書を写すように描くのではなく，この細胞とこの細胞がこうやって連携するから，生体内でこういう機能を持つんだ，とか，こっちの細胞にこうやって異常があるから，こういう不都合が起こって，それで症状が出るんだ，みたいな，図鑑のイラストみたいなのを描いたほうが絶対に楽しいんです．解説もいっぱいつけながらね（図1）．

　けど，このおもしろさに気づけるのは，今のぼくであって．

　学生時代を振り返ってみると，ぼくは，病理組織実習には，いい思い出が1つもありません．まして，あの実習をきっかけに，病理医になろうだなんて，思ったことがありません．

　まず，顕微鏡で酔いました．とてもじゃないですけど，5分以上視野を動かしていられませんでした．その後わかったことなんですが，組織実習室にあった顕微鏡は，安価で，古くて，光軸がきちんと合っていなかったんです．だからまるで乱視のような酔い方をしたんです．でも，当時はそんなことわかりませんし，ただひたすらに顕微鏡が憎かったです．

　結局，先輩たちが前の年にスケッチしたものをお借りして，それを「参照」しながら，ゴホン，じつに効率的な観察とスケッチをですね，こなしました．1つ，2分くらいで．

　さっさとスケッチ提出して，実習を早く終えて，北部食堂で牛トロ丼[*2]とか食べてました．ちょっといい思い出です．

　いや，実習の思い出がよかったわけじゃなくてね．牛トロ丼の話です．

　現物を目で見て触れることが重要なのは，たぶん，想像力が追いつきやすい「解剖実習」というマクロレベルでの話です．

　肝臓から胆管が出るところを見て，途中で胆嚢管と合流していることを実際に触って確かめて，膵臓を貫通して十二指腸に流れ込むことに納得して，ああそうか，なるほど，と納得経験を得られる．「実物」を体験できる強み．

　解剖実習は，そのインパクト的にも，学習効果的にも，医学生に大きなものをもたらすのです．

　でも．

　プレパラートの観察は，ミクロの世界です．顕微鏡でなければ決して知ることのできない世界．しかも見えてくる細胞は，輪切りの断面，二次元情報です．

＊2…牛トロ丼：牛のミンチをネギとまぜてご飯にのっけて刻み海苔をふりかけ，辛めの醤油を垂らして食べる．北海道大学北部食堂ではかつて，冷凍の牛トロを解凍してすぐご飯に乗せていた．温かいご飯に氷のような牛トロというハーモニー．うまい．今もあるかは不明．

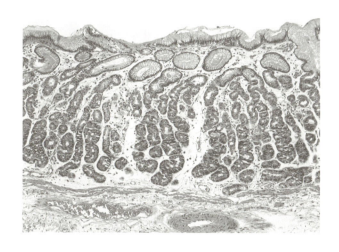

胃底腺粘膜

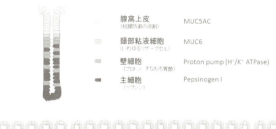

	腺窩上皮 (粘膜防御の役割)	MUC5AC
	頸部粘液細胞 (いわゆるリザーブセル)	MUC6
	壁細胞 (プロトン,すなわち胃酸)	Proton pump (H⁺/K⁺ ATPase)
	主細胞 (ペプシン)	Pepsinogen I

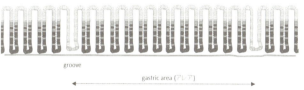

groove
gastric area (アレア)

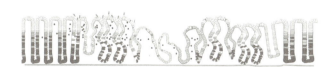

図1 ページ（上）：胃粘膜（胃底腺粘膜）顕微鏡の写真．ページ（真ん中）：見たものをそのまま書く（写生する）のではなく，意味を考慮して模式図（シェーマ）にしたもの．胃粘膜には胃酸や粘液などを分泌する多数の「ミクロの試験管」が並んでいる，ということを，それぞれの細胞の名称とあわせて記載している．ページ（下）：胃粘膜の炎症と萎縮を表したシェーマ．胃炎が起こると，整っていた「ミクロの試験管」がだんだん破壊され，ヨレてくる．

これは，直感的な理解が難しい，ということです．知識がなければ意味がわからない．

細胞を，レンズを通してただ見るだけでは，

「で，これがなんなの？」

という，破局間近のカップルが映画の選択をミスったときのようなセリフしか出てきません．

プレパラートで見る細胞が，人工的に色をつけたものだというのもクセモノです．色つけの代表は，HE（ヘマトキシリン・エオジン）染色[*3]．細胞核と細胞質をそれぞれキレイに染め分けることができますが，実際に体の中にある細胞が赤とか紫色をしているわけではありません．

線維がピンクだとか，脂肪が白だとか．記号化されたイメージは，慣れないと，直感にうまく訴えかけてくれません．

ミクロの世界というのは，インパクト的にも，学習効果的にも，医学生にとっては解剖よりはるかにハードルが高いのです．

血管っていったら，普通はパイプみたいなのを想像するでしょう？

でも，顕微鏡で見えてくる血管は，ぜんぶ断面です．「輪」として見える．

血管の内側には「内皮」という細胞があるという．どれ？　どれが内皮？わかんないよ……．教科書を見る．どこを探したらいいのかな．うーん．あった．これが内皮ですよって，矢印を引いて解説がついている．あらためて，顕微鏡を見る．これかなぁ．

「顕微鏡像にも，矢印引いてくれればよいのに」

わからないなりに必死でスケッチしても，できあがるのは，自分の画力に応じた「写生」にすぎません．病理の教科書のほうが，よっぽどきれいな絵が描いてあります．教科書を模写したほうがわかりやすいんじゃないの？　二次元だとなんだかよくわからんよ，三次元っぽく描いたイメージイラストのほうがよっぽど勉強になるなぁ．

「医療の世界に，病理診断というのが存在するのは，いやというほど，わかりましたよ．誰かが顕微鏡を見ているんだという事実，それはこんな仕事なんだよと知っておけというメッセージは，わかりましたよ．
でもさぁ．

---

* 3··HE（ヘマトキシリン・エオジン）染色：元来は無色である細胞あるいは組織に色彩を施し染色する技術．ヘマトキシリンとエオジンの2種類の色素を用い，細胞核と核以外の成分を青藍色と赤色とに染め分ける．「キャー，のびたさんのHE！」という定番ギャグで有名．

・自分が将来，外科に進んだら，細胞については病理医にお願いすればいいんだっけ？
・自分が将来，内科に進んだとして，聴診器当てたり，触診したりするときに，細胞の像まではあんまり関係ないだろうなぁ.

だったら，きちんと見ておかなくてもいいんじゃないかな. 最低限でいいんじゃないかな. 病理は単位だけ取っとけばいいよね」

　病理組織実習は，ほとんどの医学生にとっては，ぶっちゃけハードルが高すぎます. 極論すれば，無駄なんです. わざわざ顕微鏡を見る時間を設けるだけのメリットが，思ったより少ない.

　全員が顕微鏡に触れる必要なんてないと思います.

　ミクロの世界について勉強するのはとてもいいことです. あらゆる疾患につながりますからね. でも，それは，顕微鏡を自分で操作して，頭が痛くなりながら見つけるべし，ということではないのでは.

　医学生の多くに，顕微鏡に対する「苦手意識」を植えつけるだけで，終わってしまっているんじゃないでしょうか…….

　そんなことは病理学を教える教員もよくわかっていますので.

　実際，この本を書いている 2017 年現在，「病理組織実習」は，だいぶさま変わりしてきました.

　実習室には，PC が大量に並んでいて，それぞれに「バーチャルスライド」といわれる，PC 上で顕微鏡写真を自由に拡大縮小して見ることができるソフトが入っています.

　医学生は，このバーチャルスライドを，マウスでぐりぐり動かしながら，さまざまな病気の細胞像を勉強することができます. 顕微鏡は使わなくてもいいのです.

　スケッチをしない大学もあるそうです.

　実習をタブレットで行う大学ですと，バーチャルスライドを用いた病理組織実習はとてもスタイリッシュで，病理医の印象も，

「複数台のモニタをすいすいフリックしながら細胞の変化を見極めていく，SF っぽくて，近未来感がある仕事」

となるんだそうです.

　最近の医学生は，病理学に対する抵抗はそこまで強くないかもしれないですね.
でも，現場に根強く存在する「病理って，暗いよね」のイメージは，まだ当分のあ
いだは払拭されないでしょうねえ.

　……いや，現役病理医の皆さんがお怒りかもしれませんし，いちおう言い訳を
しておきますと，ぼくは，顕微鏡のことが大好きですよ！
　それはもう間違いないです.
　顕微鏡マニアでも，オタクでも，ツイ廃＊4でも，頚椎症が可哀想な中年でも，
なんでも好きなように呼んでください.
　でも.
　医学生が，あのクソ安い実習用の顕微鏡しか知らず，プロの病理診断医が使う，
ぼくの腎臓1個分よりも高いハイエンド顕微鏡のかっこよさとか使いやすさ，目へ
の優しさを知らないままに，

「顕微鏡で酔いました〜」

だの，

「病理医の仕事って，教科書見ながらプレパラート探して間違い探しするみたい
なアレですよね」

だの，勘違いしたまま臨床医になっていくのは，おかしいと思うんです.

　ぼくは，病理組織実習の「スケッチ」なんか，やめてしまえと思っているのです.
古きよき大学では，いまだにやっているみたいですけれど.
　顕微鏡は，ぼくらの宝物です. でも，別に医学生の段階で，必修として使わせ
る必要はありません.
　病理を学ぶなら，モニタでいいんです. バーチャルスライドとか，パワポでいい
んです.
　直接手を動かすことが大事だ，そのほうが印象に残るっていうのなら，百歩譲っ
て，iPadを教室に100枚置いておけばいいんですよ.
　顕微鏡より安いですし.

＊4…ツイ廃：Twitter廃人の略. Twitterに没頭しすぎて，日常生活に支障を来しているぼくのことをいう.

そして，どうせやるなら，

スケッチじゃなくて，「シェーマ（模式図）」

です．勘のよい医学生は今でもやっていますけど．

　見た細胞をそのまま精密に模写することで，医学生が何かを得ることは少ないと思います．機能とか意味に応じて，絵をデフォルメしたり，不必要な部分をあえて描かなかったり，矢印を引っ張って解説をきちんと書き込む，図鑑のイラストみたいな絵をつくったほうがいい．

　「絵を描く」という能力は，実際，臨床においてかなり応用が利く技術ですから（特に画像情報を解析するときには，このスキルがあるととても役に立ちます），組織像を解析する病理医がつい，医学生にスケッチさせたくなるのもわかるのですが……．

　学問の初期において，絵を描くよりももっと重要な訓練は，絵に意味を添えて「書く」ことではないでしょうか．

　見たモノそのまま描くなら，写真で十分なのですから．

　病理組織実習はまったくモチベーションにつながらなかったけれど，今こうして，顕微鏡と組織像が大好きになったぼくは，病理診断があんな暗くて湿った世界「だけ」じゃないんだってことを，いっておきたいです．

　まあ，じつは暗く湿った世界も，嫌いではないんですけれど，それはまた別の話です（ホロホロホロ…）[*5]．

Dr. Yandel の「脳理」解剖

❶ 病理医には，なぜか「暗そう〜」なイメージがあります
❷ その理由は，医学生時代の「病理組織実習」と，極論します
❸ 解剖学実習の「躍動感」に比べ，病理組織実習の「ミクロ感（二次元の世界）」，ノリが違うのです
❹ で，スケッチ（絵を描く）よりも，シェーマ（絵に意味を添えて「書く」）が大事なんです
❺ 参考まで，「いち病理医」のシェーマをご覧ください

【シェーマ編】

Dr. Yandel

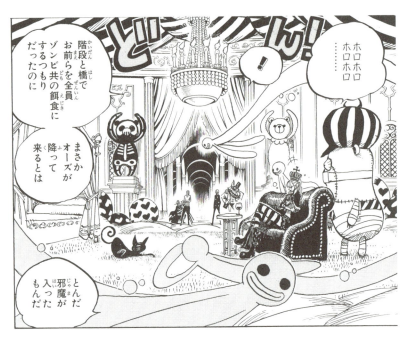

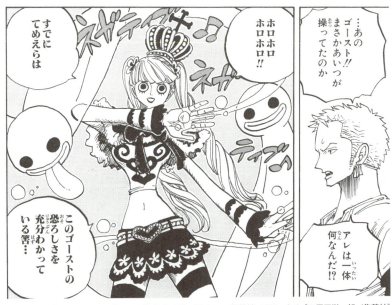

尾田栄一郎.『ONE PIECE』48巻 461話「ゴーストバスター」. 集英社, 2007. より ［© 尾田栄一郎／集英社］

＊5…ホロホロホロ…：『ONE PIECE』のスリラーバーク編に登場する「ホロホロの実」の能力者（ペローナ）の独特の笑い方。「ホロ」とは「hollow」、つまり幽霊・幻影の意。ペローナのオバケ（霊体）に体を貫かれると気分が超ネガティブ思考に見舞われる、貫かれたい。

76

いち病理医のリアル

Contents

1 病理に暮らす

2 診断が好きだ

3 敵に名前をつけろ

4 スケッチよりもシェーマ

5 退避・対比・コミュニケーション

6 石橋を叩いて渡す

7 君が作家なら，ぼくは編集者

8 ついついマルチなお節介

9 ドラえもんに会う前に

10 ある病理医のリアル

5 退避・対比・コミュニケーション

病理医はコミュ障の仕事であり，Twitter とかやりまくってるちょっとキモいオタク，というイメージを扱う章

「会話が苦手だ，患者さんと話をしない職業を選ぼう，病理医になろう」それも結構，
それで結構．代わりに，臨床医と話をしよう．コメディカルと話をしよう．ぼくとも話をしよう．
学問とも話をしたらいい．

病理なんて暗く湿った世界だ」と同じくらい，

特にインターネットでよく目にする「病理の悪口」があります．

> 「いくら勉強ができても，人とのコミュニケーションができない奴は，だめなんだよ．そういう奴はさ，臨床には向いてないんだから，病理にでも行けよ」

フヒョウ，ひでぇいいぐさじゃねぇか，風評被害という奴だ，フヒョウ．

> 「君，病理医なの？　なんでわざわざ？　あっ，そうか，患者さんとのコミュニケーションに自信がなかったからかな？　人とお話ししたくなかったからかな？　わかる〜，君はなんかそう見えるよ〜」

面と向かっていわれたことはさすがにありません．でも，似たようなことを遠回しにいわれることはあるのです．

> 「病理ですか，珍しいお仕事ですね．ええと，患者と話さなくていいんですよね．いいですねぇ，純粋に学問のことを1日中考えていればいいお仕事．憧れます

よ．患者からのクレームとかトラブルもないでしょう．生きている患者さんを相手にしなくていいなんて，医者としては，い・ち・ば・ん・う・ら・や・ま・し・い・部門かもしれないなぁ．ハハハ．

　ほんと，毎日毎日，患者と話す仕事は大変なんですよ．だからうらやましいなぁって．いやね，伝わったと思っても伝わってなかったり，患者が何をいいたいのかわからなかったり，ネットで拾ってきた話を信じちゃってる人にはどう説明したらいいかなとか，家族が治療に反対してるけど本人は乗り気だなんていうときにどう話したら丸く収まるだろうかとか，向こうの話に相づちをうちながら，こちらの伝えたいことを伝えて，時間も患者の都合に合わせて，なんというか，コミュニケーションがヘタだと，まず第一に仕事が終わらないんですよねぇ～．

　その点，病理は，いや，本当うらやましい，ハハハ．ぼくも来世があったら病理も視野にいれたいなぁ．本心ですよ」

皮肉だよ．
これ，皮肉だよね．

「患者さんと接する仕事」というのがすばらしいのはわかってるけど，そこでなぜ，「患者さんと接しない仕事」を引き合いに出して，ラクそうでうらやましい，とか比較しちゃうのかなぁ……．

「自分の仕事が大変だ」ということを語るのはいいけど，「ラクな仕事をしている人には，多少の皮肉まじりに自分の大変さをアピールしてよい」という思考は，飛躍しているよ．

　それに，コミュニケーションが得意な人もいれば，苦手な人もいて，それぞれが精一杯自分の仕事をしている中で，コミュニケーションが苦手な人（いわゆるコミュ障）を揶揄して，はじき出すような言い方をする人って，

「コミュ障に対する，ディスコミュニケーション」

をやっちゃってるんだよなぁ．
部門ごとに協調してともに働いていこうという姿勢が感じられないよ．
よく聞いてみると，

「伝わったと思っても伝わってなかったり，患者が何をいいたいのかわからなかったり」みたいなこといってるし……そもそもこの人，自分でいうほどコミュニケーションできているんだろうか…….

はっ.

ぼくも人をディスってしまいました．これじゃあ，同じ穴のむじなですね．いけないいけない.

実際にあった，ゴホン，さも実際にあったかのように読めてしまう迫真のフィクションでヒートアップしたところですが，ここで少し落ち着いて，ぼくらの仕事と「コミュニケーション」について，少し踏み込んで考えてみます.

まず，病理医は，ほかの医療者に比べると，確かに，一部のコミュニケーションをせずとも仕事が回ります．これは真実です.

先ほどの臨床医のおっしゃる通りです.

患者さんの話を聞いたり，質問をしたり，説明をしたりする機会は極めて少ないです（まったくないわけではないのですが，ま，「ない」ということにしておきます）.

会話の機会が少ないのは，患者さんだけではありません.

外来を持っていない．病棟を担当しない．それがぼくたちの仕事ですから，日常的に顔を合わせるのは，病理検査室にいるスタッフがほとんどです．病理医とか，臨床検査技師さん．あとは……，食堂のおばちゃんとか，売店のお兄さんなど.

外来看護師さん，病棟看護師さん，理学療法士さんや放射線技師さん，臨床工学士さん，保健師さん，その他多くのスタッフとは，直接お話しする機会は少ないです.

それに，仕事内容も，いわゆる普通の医療とはちょっと違って，特殊です.

病理医の仕事の成果はすべて「病理診断報告書」に出力されます．誰が読んでもわかりやすいように，体裁を守り，内容を厳選して，過不足なく書きます．「活字ですべてを確認できる」ように気を配っているのですが，つまり，会話がなくても書面さえあれば業務として成立するようにしているのです.

ぼくらは，病院の「顧客」にあたる患者さんとお話をする機会が最も少ない医療者です．また「同僚」の医療者ともあまり会話をせずに，働くことができます.

理論的な知性や丹念な観察力，そしてこれらを文章化する能力さえあれば，担当分の業務を完遂することができます．

それを知っている人から，しばしば，「コミュ障でもできる」などと揶揄されてしまうわけです．

この問題に対して，ぼくは，「2つの結論」を書くことにします．

【結論1】

病理医は，ほかの医療者と比べると会話する機会が少ないです．

ですから．

心ない人たちにコミュ障などと陰口を叩かれるタイプの医学生さんは，ぜひ，病理においでください．

皆さんは，どちらかというと「自分がコミュニケーションしたい場面を慎重に選ぶタイプ」ですよね．

あなた方のような，そして，ぼくのような，対人コミュニケーションを繊細に進めたい人間にとって，病理という場所は，とても働きやすいところです．

医療を支える事務の世界を，ぼくは肯定しています．ほかでもない，患者さんのために，優れた事務処理能力を持った人間がここに必要なのだと思います．

そもそも医学部生ってのは，大学入試の段階で，優れた計算力・論理力・記憶力・分析力を買われてこの世界に入ってきたんじゃなかったでしたっけ．大半の方は，不特定多数の人とコミュニケーションする才能を買われて入学したわけではないはずです．

だったら，その能力を最大限に活かせる仕事の1つとして，堂々と病理を選択すればよいのです．働きがいのある仕事ですよ．お待ちしています．

【結論2】

いかにも会話をする機会が少ない仕事だというように書いてきました．

ですが．

病理診断をめぐる業務にも，いくつかのタイプがあります．じつは，病理診断の世界においても，コミュニケーションが肝要な場面があります．

確かに病理医は，患者さんとは会話をしません．しかし，臨床医とは緊密に連携しなくてはいけません．

臨床医のほかにも，例えば，放射線技師や臨床検査技師などの画像部門の方々

は，常々，

「自分たちの診断している画像が，どういう病理組織像によって導かれているのか」を知りたがっています．

彼らは皆，病理医との会話を，思った以上に望んでいます．

病理医の「本質的な顧客」は患者さんですが，「直接応対すべき顧客」は，ほかの医療者なのです．

医療者とのコミュニケーションは，基本的には病理診断報告書，すなわち書面で行います．文章をきちんと書くことで，品質が保証された仕事を提供することはできます．

しかし，医療者の持つ「知りたいという欲求」を，会話によって共有し，リアルタイムで双方向に疑問をぶつけ合いながら，新たな仮説を形成したり疑問を解消したりをくり返していると，日常診療のレベル，さらに「顧客満足度」は，もっと，ずっと向上します．会話はやはり重要なのです．

患者さんとのコミュニケーションは医療の要（かなめ）ですが，医療者どうしのコミュニケーションは医療の礎（いしずえ）です．病理に来ると，礎として活躍できます．働きがいのある仕事ですよ．お待ちしています．

ぼくは，この両方の【結論】は同時に提示するべきものだと思っています．

「コミュ障は病理医でもやってろよ」といじめられるような医学生がいるのなら，彼らのために，ぼくらは門戸を開けて待ち，静謐な病理検査室に案内したい．医療は「診断・治療・維持」の三本柱で，君がもし診断学に特化できる属性を持つのなら，そのスキルを活用してほしい．のびのびと働いてもらいたい．コミュ障に対して冷たいディスコミュニケーションの世界でむりやり働くくらいなら，こちらで実力を発揮していただきたいと思います．

そして同時に，ぼくらは決して孤独な職業ではないということも伝えておきたいのです．

病理医がここぞというタイミングで，医療者と丁寧に会話を交わすことが，医療のクオリティや満足度を上げ，ひいては，患者さんのためになる，ということ．

2つの【結論】は，「病理医はコミュニケーションをしなくてよい」と「病理医にはコミュニケーション能力が必要」という，一見真逆のものに見えます．

でも，世の中の多くの仕事には本来，「両輪」が動いているのではないかなぁ，

とか，ちょっと生意気なことを考えたりするのです．

これから病理医になる人は，いずれに舵を取ってもいいのですよ，と．

病理診断科は，各人のコミュニケーションスタイルに寛容ですよ，ということ．

これが，病理診断科が持つよさなのではないかなぁ，と．

そう考察したりもするのです．

さてと．

少しだけ，昔話をしようと思います．

ぼくが今の病院に来てから，さまざまな場所で，ちょっとだけ特殊なコミュニケーションをしてきたことを，記録しておきます．

これまでぼくが選んできた，周囲とのコミュニケーションスタイルは，ぼくにとってのリアルであり，「結果的にぼくに合っていた」と思います．

しかし，病理医には病理医の数だけ，いろいろな生きざまがあります．ぼくが診療現場で行ってきたコミュニケーションが，あらゆる病理医にとって最適解なのかどうか，正直，わかりません．

わかりませんが，書いておきたくなったのです．ご参考までに．

●2007年10月のことです

医師5年目だったぼくは，札幌厚生病院の病理診断科に就職しました．当時，29歳．ここで，定年まで36年間ほど過ごすことになるのだなぁ，と，それまで生きてきた時間よりも長くなりそうな新しい職場の暮らしを，薄目でぼうっと見通していました．

病理医の平均年齢は，50代後半です．大学には若い病理医も多少はいたようですが，市中病院の常勤病理医は，30年以上のキャリアがあるベテランばかりでした．そんな中に，まだ30歳にもなっていない，本当のペーペーが赴任したのです．

見た目，後期研修医にしか見えません．実際に，何の学術業績も持ちません．本物のザコです．偉ぶる根拠がありません．

けれど，ぼくは，これからは1人の病理診断医として，臨床医と対等な会話がしたかった．カンファレンスで，病理の意見をきちんと伝えたかった．

ええ，背伸びです．背伸びしようとして，ぼくはどうしたか．

ケーシースタイルをやめて，
毎日スーツにネクタイで通うことにしました．

……まじめか．
ちょっと厨二病[*1] の香りがしなくもありません．

職場についたらスーツのジャケットを脱いで，椅子の背もたれにかける．
カンファレンスに革靴で登場．
「おっ，なんか新しい病理医はちょっとめんどくさそうな格好をしてるぞ」
という印象が与えられたことでしょう．
後期研修医がカンファレンスで積極的に発言する空気ではありませんでしたが，
ぼくはカンファレンスでなるべく発言しようと心がけました．
スーツに着られているような風貌の若い男が，カンファレンスで偉そうに臨床の
診断に疑問を挟んでくる．
臨床医の皆さんは，どういう目でぼくを見ていたのでしょう．

これが，ぼくと臨床の，最初のコミュニケーションだったように思います．極めて，
不器用でした．

一番最初の「大物切り出し」で，ネクタイが垂れ下がって臓器に触れてしまっ
たので，ネクタイは早々にやめてしまいましたが，その後もスーツスタイルは続き
ました．人に，なぜ白衣を着ないのといわれたときの答えは，次の2つが定番です．

・仕事が終わってから研究会に行くとき，便利なんですよ．
・大学とかほかの病院に顔を出すことも多いんですよ．

でも，本当は，雰囲気づくりというか，こけおどしだったのです．見た目から入っ
た．黒歴史[*2] という奴です．

ちぐはぐなコミュニケーションを試みながら，就職して半年ほど経った頃．
ボスがいいました．

---

* 1…厨二病：中二病（ちゅうにびょう）とも記す．中学2年生頃の思春期に見られる「背伸びしがちな言動」を自虐・揶揄する語（ネットス
ラング）．

「市原君，うちの病院の講堂で月に1回やってる，バリウム技師さんたちの消化管画像研究会があるんだけど．この研究会に使う病理の写真を撮ってほしいと，頼まれてるんだけどね，今度からこれを担当してもらえないだろうか」

バリウム技師さん，つまり放射線技師さんのための勉強会ですか，胃のX線検査ですね．わかりました．やります．

「ありがとう．では，毎月第一水曜日の18時半から，大講義室でやってるから．そうそう，研究会の2週間くらい前に，写真を頼まれると思うよ．M先生に連絡取ってみて」

バリウムかぁ．

時代はとっくに内視鏡診断だけど，バリウムだって，健康診断目的でまだまだいっぱい残っているもんなぁ．まだ廃れてはいないんだなぁ．

北海道は田舎だから，そんなに早くすべてが内視鏡には移り変わらないだろうし．ま，勉強になりそうだし，いいか！

うちの病院でやることなら，何でも参加しておこう．

写真はえーと，肉眼写真と，病理組織の写真．何枚くらい撮ればいいのかな．とりあえず，次はまだぼくの担当じゃないし，1回参加してみてから決めればいいや．

しかし，胃のバリウムを撮って，見て，がんを発見する・だ・け・の・仕・事・のために，毎月研究会なんてやってるのかぁ．何がおもしろいのかなぁ．

バリウム検査のことをよく知らなかったぼくは，本当にこのように，思っていました．日記に書いてあったので，事実です．日記て！　まめか！

●2008年の2月頃のことです

はじめて出席した「消化管画像研究会」で，ぼくは度肝を抜かれてしまいました．

バリウム技師さんが，胃のバリウム画像を見て，ものすごく細かく「読影（どくえい）」をするのです．

二重造影法．薄層．圧迫．空気量を変えて．映り込み．側面．

ぼくの目にはまったく違いのわからない，白黒で描出された胃（だろうと思われ

＊2…黒歴史：アニメ作品『∀ガンダム』に登場した用語．物語中では，過去に起きた宇宙戦争の歴史のことを指す．転じて，（自分の中で）無かったことにしたい，あるいは触れてほしくない過去の事象を指す（こちらもネットスラング）．

るもの）に，ほんのわずかに認められる，なんだかよくわからない「模様のムラ」を見出して，周囲との差や，バリウムの撮影方法の細かな違いを利用して解析し，

「どこに病変があるか」
「これはがんか，良性か」
「がんだとしたら，分化型か，未分化型か」
「がんはどこまで広がっているか」
「がんはどれだけ胃壁を破壊してしみ込んでいるか」

を，事細かに推測していくのです．数枚のバリウム写真を前に，1時間以上のディスカッションが続きました．

感動とかいう，生やさしいものではなかったです．緊張で，首ががちがちに硬くなってしまいました．

声を絞り出すように，尋ねたものです．

「ぱ，バリウム技師さんは，みんな，こんなに診断できるんですか……？」

1人のベテラン技師さんが，笑いながら答えたのを，よく覚えています．

「なぁにいってんのせんせぇ～！　ぼくらは診断しちゃだめなのよ～！　だって，医者じゃないんだもん，技・師・だ・も・ん！　これはあくまで，読影ホジョ！　お医者さんの読みを補助してるだけだよぉ～」

「ということは，その……医者はもっと読むってことですか……」

彼らは大笑いしながら答えてくれました．

「ぼくらのほうが読めるよぉ（笑）．だってこんなに勉強してんだもん！　もちろん，ぼくらが尊敬する達人ドクターたちにはかなわないけど（「そうだなぁ」と笑う声），今，胃のバリウムって，読める人減ってるんだよねぇ．だって，若いお医者さんはたいてい，内視鏡やっちゃうでしょう（けしからん！　という声）！もともとぼくらはこうやってバリウムを読む勉強してたけどさぁ，おか

げで，昔以上に，やる気出るよぉ！　お医者さんを今まで以上に手助けできる
もんねぇ！　……あ，今の，あんまり大きな声でいっちゃだめだよぉ．気を悪
くするお医者さんもいるから（大爆笑）．さ，今月も病理を教えてくださいよぉ」

　鳥肌というのは，なぜか，畏怖した相手に近いほうの腕に立つよなあ，普段から
そう，感じていたのですが．
　このときのぼくは，全身に鳥肌が立っていました．
　ああ，画像研究会というのは，そういう場所なんだ．

　ぼくはこの病院に就職する前に，東京は築地にある国立がんセンター中央病院
（現国立がん研究センター中央病院）で，半年ほど研修を受けていました．
　その研修で，ぼくは，病理診断を学び直しながら，臨床医が使う画像診断と病
理診断を照らし合わせる，「画像・病理対比」に興味を持ち始めていました．
　臨床医が，内視鏡画像や，CT画像を読影するのを横で見ながら，これらの画
像に写っている病気が，病理のプレパラートではどのように見えるのかを，対比して，
探っていくのです．
　画像・病理対比は，とてもナラティブ（直訳すれば，物語的．患者さんの抱え
るストーリーを丹念に読み解き，寄り添うような診療スタイルのこと）だなぁと思
いました．

　画像と病理を対比する仕事は，学術業績にはつながりにくいです．学術として
認められやすいのは，統計学（エビデンス・ベイスト・メディシン），そして，遺伝
子解析や，オーダーメイド治療に関する論文．大規模な臨床研究で多数の症例を
網羅的に解析したり，基礎研究の手法で遺伝子レベルの解析を行わないと，少な
くとも，大学に所属している病理医は，論文を書いて偉くなっていくことなんてで
きません．
　でも，ぼくは，国立がんセンターでの研修が終わると同時に，「いち市中病院」
に就職することが決まっていました．つまり，大学に勤めるわけではないのです．
　学術論文で偉くなる必要はないのですから，1例1例をとことん解析して，画像
と病理の関係に詳しくなるような仕事をしていきたいなぁ，と思いました．

　この考え方に賛同してくれた内視鏡医や呼吸器内科医，肝臓内科医たちは，ぼ

くが国立がんセンターをあとにするとき，口々に応援してくれました．

「先生だったら，画像も病理も読める病理医になれるよ！　がんばって！」
　国立がんセンターでちやほやされて，ちょっと浮かれていたのでしょう．
　ぼくは，これから，臨床に寄り添っていけるはずだと，画像を理解する病理医として
ナラティブにやっていけるんじゃないかなと，半ば信じ切っていました．
　とんでもない思い上がりです．
　画像診断というのは，本当に，奥深い世界だったのです．バリウム技師さんの
研究会を見て，震えながら実感しました．
　ぼくの持っている「程度」の病理の知識で，果たして，こんなに熱心な彼らの
お役に立てるのだろうか．

　バリウムだ．
　まず，バリウムを読めるようになろう．
　過去の技術？　胃カメラに淘汰される古い手法？　知ったことか．
　日本の著名な消化管専門病理医（胃とか腸とか食道にやたらめったら詳しい病
理医のこと）は，若い頃に，胃のバリウムと病理組織像の対比から仕事を積み上
げていったという．
　だったら，その過去ごと，まとめて勉強してやる．
　何より，バリウム技師さんたちは，熱い……．

　ここで，バリウム画像と病理の対比をすることは，きっと，ぼくのためになる．

　ぼくは，胃のバリウム画像の読み方を，技師さんたちから教わりました．研究会
で用いられる胃バリウム写真に対応する，胃切除標本のマクロ写真とプレパラート
を手に入れ，これらを写真に撮ります．考えずに撮ってはいけません．画像を見る
人たちが持つ疑問に合わせて，答えを提示できるような病理の写真を撮らなけれ
ばいけません．
　よく，ピント外れの解説をしました．何度も，論点とずれた写真を撮ってしまい
ました．
　病理だけではなく，画像に詳しくなる必要がありました．彼らの使っているツー
ルを理解せずに，病理の話だけをしても，画像に興味がある人たちの疑問に答え
ることはできないからです．

胃にバリウムを流し込んだとき，バリウムがはじかれている部分には，隆起があるはずだ．

　バリウムが流れる最中にひっかかって，溜まってしまっている場所には，へこみがあるはずだ．

　バリウム写真の基礎を，一から勉強します．そして，その理論を，病理に対応させます．

　切除された胃のマクロ写真．バリウムがひっかかった隆起というのは，どこにあたるだろう．へこみは，どこにあたるだろう．

　臓器の肉眼像を画像と丹念に対比してから，プレパラートを見ます．

　隆起の部分では，がん細胞はどうなっているだろう．へこみでは，どうなっているだろう．

　がん細胞がここで増えているから，このあたりは粘膜が盛り上がっているな．

　粘膜が削げている部分では，がん細胞が周囲を破壊しているんだな．

　考えたことをパワーポイントにまとめて，バリウム技師さんたちに必死で説明します．彼らはベテランです．病理の知識もきちんとお持ちです．とても，勉強されています．

　むしろ，一番「病理がわかっていない」のは，病理医であるぼくでした．それまで，病理のことしか勉強してこなかったぼくは，「病理を臨床に応用する方法」を何も知らなかったのです．

　いろんな研究会に顔を出しました．

　必死で，画像を勉強しました．

　病理医がバリウム画像を読むなんておかしい？　必要ない？　確かに，一般的な病理医は，そこまでしなくていいのかもしれません．今までも書いてきたように，医療は分業です．自分のできることを，きちんと担当すればよい．

　でも，ぼくは，バリウム技師さんたちとコミュニケーションを始めてしまった．画像を教えてもらった．だったら，何も返さないわけにはいかない．

　いつしか，ぼくは，バリウム技師さんたちに胃X線検査を教わるだけではなく，ほかの画像や検査も，少しずつ勉強するようになりました．

　臨床検査技師さんの勉強会に出席して，超音波検査の勉強をしたり，CTやMRIの学会を覗きに行ったりしました．血液生化学検査や細菌検査の会にも出た

り，ときには技師さんの勉強会にスーパーバイザーとして参加させてもらったりしました．

この頃，技師さんたちのあいだで口コミが広がったそうです．

「画像を読みたがる病理医がいる」
「検査を勉強したがる病理医がいる」

口コミを聞きつけた他院の内視鏡医がぼくに声をかけ，拡大内視鏡画像と病理の対比をすることになりました．

彼は，自分のボスに，
「やっと病理医を見つけましたよ！　一緒に対比をやってくれる，酔狂な若い病理医を！」
と，メールを送ったのだと，笑いました．

世の中には，画像と病理の対比に熱心な病理医は結構いらっしゃいます．ぼくだけが特別「対比」をやっているわけではありません．

ただ，画像に詳しい人は，たいてい，「やたらと忙しくて，偉すぎる人」なのだそうです．Ｎ教授やＯ教授，Ｐ先生，みんな，尋ねればすごくわかりやすく教えてくれるんだけど，いかんせん，偉い人すぎて，声をかけにくかった．

そこに突然，ぼくが現れました．若くて地位がない．何でもいうことを聞く．ほどよいザコ．「対比」という，とてもおもしろいわりにインパクト・ファクターにはならない（学術業績として認められない）仕事を，必死でやっている，変な男．

いろいろな医療者から，うまいこと搾sy…快く迎え入れてもらえたのは，ニッチにうまくはまったからだろうなぁと思います．

不思議なご縁もいろいろとありました．

当時の副院長が，若い病理医は貴重だからといって，自分の科の「出張枠」を1つぼくに融通してくれて，タダで（！）東京の研究会に毎回行かせてくれる，という幸運にも恵まれました．ぼくはあの，カッパみてぇな先生に，頭が上がりません．

臨床検査技師さんの勉強会のスーパーバイザーをやっていたら，いつのまにか，某検査技師学校の「名誉卒業生」にさせられていたという怖い話もあります．なんですか，名誉卒業生って．

はじめてバリウムの研究会に出てから，1年ほど経ったある日．

研究会でお世話になっているバリウム技師さんたちが，ぼくに，「講演」の依頼
をなさいました．

「ぼくらの会で，講演してよ」

えっ．いつものああいう，病理の解説の延長でいいんですか．

「いいよいいよ．なんでも．市原先生のためなら，1時間半，時間とっちゃう」

1時間半！　そんなに長く，何をしゃべったらいいんでしょうか……．

「そうだねえ．早期胃癌の病理の話が聞きたいな．やっぱり，がんを少しでも
早く見つけることで，患者さんがそれだけ助かるわけでしょう」

早期胃癌……．

●2009年5月のことです

ぼくははじめて，バリウム技師さんたちの前で講演をしました．1時間半．

スライド枚数は，323枚．

渾身のプレゼンです．そのときできることをすべてつぎ込みました．バリウム技
師さんたちへの恩返しのつもりでした．

今にして思えば，目的（わかりやすく何かを伝えること）と，手段（自分ができ
ること）とをはき違えた，盛り込みすぎの残念なプレゼンですが……．

懇親会の席で，ビールを片手に，乾杯の音頭をとった，ベテラン技師さんがい
ました．

「市原先生，今日はどうもありがとうございました！　いやあ，すばらしい講演
だったねぇ．まさか，早期胃癌の講演をお願いして，あんなにすごい（枚数の）
話をしてくれるなんて……みんな，とても喜んでいました．本当にありがとう．

で，今日は，早期胃癌の，分化度の話しかしなかったみたいだけど，分化度だけで1時間半も話せるなんて本当にすごいよ！　感激しちゃったぁ！　次は，深達度の話もしてね．半年後とかでどうかな．ハハハ．では乾杯！」

（ガシャンガシャン）．

　グラスが勢いよくぶつかる音を聞きながら，ぼくは，考えていました．

（あれだけがんばって用意したけど，そうか，ぼくはまだ，胃がんの，粘膜内癌の，消化性潰瘍の合併すら問わない状態の，分化度の話しかしていなかったのか……）

　医療者たちが病理医に求めているもの．病理医に本当は聞きたいこと．こんなにいっぱいあるんだ．病理診断報告書だけでは，ぼくらはそれに，答え切れていないのかもしれない．

　よし，ライフワークとしよう．

ぼくは，画像と病理の対比をし続けよう．

　くだんの研究会は，その後，半年ごとに計6回（6連続）もの講演を組んでくださいました．ぼくは，半年ごとに，必死でさまざまな「バリウム画像・病理対比」の講演をつくりました．
　口コミを聞きつけた臨床検査技師さんに招かれ，超音波検査学会で，超音波画像と病理の対比の講演．
　内視鏡医を相手に，拡大内視鏡画像と病理の対比の講演．
　胃から始まり，肝臓，大腸，乳腺，甲状腺，胆嚢，膵臓……．
　札幌から始まり，旭川，網走，釧路，大阪，岡山，仙台，神奈川，大分……．

　これらは，いずれも，学術論文にできるような成果ではありません．
　すでに偉い人たちによって組み上げられた，臨床画像の診断学と，病理診断学．これらを互いに翻訳する，「同時通訳」のような意味合いの仕事です．
　お互いの領域ですでにわかっていることを，橋渡ししているだけの仕事ですので，

なかなか，新しい知見として論文にすることはできません．わかっている人にはわかっていること，でもあります．算数の教科書をどれだけ上手に書いても，数学の論文が書けるようにはならないのと，似ています．

けれど，画像と病理を見比べて，画像がなぜこのように映るのかを考える作業をくり返しているうちに，ぼくは多くの医療者たちとコミュニケーションを取る機会を得ました．

結果として，臨床医が論文を書く際に病理のコメントを求められたり，過去の論文を参照して演繹的に結論を統括する「レビュー」と呼ばれる論文の執筆を担当したりと，学術的な仕事も，ちょっとだけ，回してもらえるようになりました．

今も，ぼくは，学術業績と呼べるものがほぼありません．大学で偉い地位にあるわけでもありませんし，留学の実績もありません．

講演で呼ばれ，自己紹介をさせられても，「札幌厚生病院の市原です，病理学会と細胞学会と検査医学会に入っています」以外に，いうことがありません．

市中病院の「いち病理医」として，基本的には，プレパラートと文章を相手にしながら，1人でもくもくと勤務しています．

でも，あのとき，バリウム技師さんたちが半分強引にコミュニケーションを取ってくださったことで，自分でも思いもよらなかったさまざまな仕事をすることができています．

さて，ぼくは，コミュニケーションが得意なのか，苦手なのか……．

「しゃべるほうのコミュ障」と呼ばれることもあります．言い得て妙だと思います．

そうそう，コミュニケーションといえば，Twitter……．まあいいや，その話は，もう少しあとで．

Dr. Yandel の「脳理」解剖　　ρ('人')ρ

【対比・コミュニケーション編】

❶ 病理医には「コミュ障」という風評がありますが…

❷ 確かに, 病理医の成果は対話ではなく,「病理診断報告書」があれば成立しますが…

❸ 臨床医や技師さんなどの医療者間の「対話」を通じ, 顧客満足度や医療の質を高めているといえます

❹ で, バリウム技師さんとの研究会との「邂逅」がその対話を進化させてくれました

❺ その成果が「画像・病理対比」の取り組みです (これは 1 つの「橋渡し」)

Dr. Yandel

いち病理医のリアル
Contents

1 病理に暮らす

2 診断が好きだ

3 敵に名前をつけろ

4 スケッチよりもシェーマ

5 退避・対比・コミュニケーション

6 石橋を叩いて渡す

7 君が作家なら，ぼくは編集者

8 ついついマルチなお節介

9 ドラえもんに会う前に

10 ある病理医のリアル

6 石橋を叩いて渡す

病理医は基礎研究とのつながりも多い．基礎研究の話もしよう，
怖がらなくていいよと諭す章

「その医学研究が，何の役に立つのですか？」と尋ねる人がいる．
大丈夫，「基礎研究」は「患者さんのための臨床」とつながるんだよと，橋渡しをする．
病理医は，こう見えて，橋渡しが得意なのだ．

ぼくの不器用なコミュニケーションの思い出はともかくとしまして．

病理もまた，コミュニケーションによって仕事をする部門です．ただ，そのやり
方や相手は，ほかの医療者とは少し異なりますが．

では，極端な例としまして，
「患者さんとも医療者ともほとんどコミュニケーションを取らない医療者」
というのは，有り得るでしょうか．

ぼくは，これは，「医学研究者」かなぁと考えています．
彼らもまた広い意味で医療を担う者です．しかし，
「なぜ医学部にいるのに，患者さんと会話をせず，細胞とか DNA とばかり会話
しているのか」
などといわれることもある，孤高の民でもあります．こっそり，勝手に親近感を
覚えています．

この章では，医学研究と呼ばれるものについてお話をします．
ただし，ぼくは，医学部の大学院に 4 年間いたことがあるだけで，職業としての
医学研究者ではありませんので，「研究を職業にすること」については語ることが

できません.

代わりに，研究って何なんだ，誰のためになるんだ，ということを書いておこうと思います.

徳川家康の伝記とか歴史マンガを読み進めると，最後に，

● 「てんぷらの食べ過ぎで亡くなった」

と書かれている場合があります.

てんぷらの食べ過ぎで人が死ぬだろうか……？　ちょっと，不思議な書き方です．でも，きっと，昔の人たちの「解釈」の1つだったんでしょうね．お殿様はおいしいもの食べ過ぎて死んじゃったんだよ，みたいな.

いろいろな本を読んでみますと，人によっていっていることは違います.

● 「鯛の南蛮漬けの食べ過ぎで死んでしまった」

という説もあるそうです．これは，原因となった食べ物が違うパターン.

● 「鯛料理の食べ過ぎで死んでしまった」

こちらは鯛料理全般ということでしょうか．とにかくぜいたくが原因だと考えられていたふしがあります.

ちょっと様相が違うものもあります.

● 「死因は，おそらく胃がんである」

がんが原因だそうです.

当時，「胃がん」という概念はなかったんですよ．だって，レントゲンも胃カメラも手術も何もない時代ですから．つまりこれは，後世の人が推測した話ということになります.

いくつかの説が合わさったものもあります.

●「てんぷらの食べ過ぎで, 胃がんになって亡くなった」

てんぷらの食べ過ぎで胃がんになるかなぁ?

●「胃がんになっていたところに, 鯛のお茶漬けを食べ過ぎて, 吐いて, 調子が悪くなって亡くなった」

う〜む. なかなかの複合技.

●「本人は, 昔からワシの腹の中にはサナダムシがいるのだといっていた」

これはまた, ちょっと違うご意見です. 徳川家康自身の証言, ということですね.

以上はいずれも, 当時の人々や後世の人々による推測です. 徳川家康の死因を探るのがこの本の主眼ではありませんので, 1つひとつの仮説について, 正しい, 間違っている, などと検証をするつもりはありません.

ただ, 1つ気づいたことがあります.

病気とか死というものは, 医療が今のかたちになるよりもずっと前から人々の興味の対象であったんだな, ということです.

なぜ亡くなったのだろうか, という「病(やまい)のわけ(死因)」は, 今も昔も, 人々の関心の的です.

当時, なぜ, 徳川家康の死因について, さまざまな憶測が飛んだのか. それは, 人々が病(やまい)を探る術(すべ)をほとんど持たなかったからでしょう.

ほとんどと書きましたが, まったくなかったわけではありません.

体の中で起こっていることを直接知る方法がなかった人類は, さまざまな内科的診察法を考案しました.

舌とか肛門は体の中につながる部分であり, 観察することで多くの情報が手に入る, ということ. 皮膚もまた臓器であり, 体の内部の情報を外に伝える窓になるのだ, ということ. 汗の流れ方, 体温の上がり下がり, 手や足の指先と脇の下との

---

* 1…上皮性悪性腫瘍: 体内にある細胞の中でも, 外界と接する部分にある細胞は大忙し. 食べ物や酸素と触れたり, 胃液や胆汁をつくったり, 尿をためたり. さまざまな働きをし, さまざまな刺激に晒されているこれらの細胞を「上皮」と総称する(右ページに続く).

冷たさに差が出るかどうか．直接内部を見ることはできなくても，押したりつねったりすることで，少しでも中の感触を知ることができるのではないか．触診．音を聞く．叩いて反応を見る．

これがいわゆる，「診察」です．診察は，人間の体が病によってどのように変貌したかを，体の外側から，あるいは内外の境界付近で，丹念にチェックします．

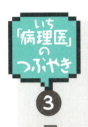

いち「病理医」のつぶやき ❸
「癌」と「がん」の由来は，カニ…（？）

がん，特に「癌」（がんの中でも上皮性悪性腫瘍[*1]の場合には漢字を用いて書きます）は，英語では cancer と書きます．cancer という言葉の由来は大変古く，古代ギリシャ語だといわれています．徳川家康が生きていた頃よりも，もっと，ずーっと昔です．

当時，胃がんだとか大腸がん，肝臓がん，肺がんなんてものは，もちろん体の外から見ることはできませんでしたので，概念すらありません．それなのに「がん」という言葉はあった．では，古代ギリシャのヒポクラテスさんが「がんである」と認識した病気とは，いったい，なんだったのでしょう．

おそらく，乳がんだったのではないかと思います．

乳がんは発症年齢も比較的若いため，寿命が今よりずっと短かった時代でも，顕在化・発症する可能性が十分にあったでしょう．
逆にいうと，乳がんとか皮膚がんのような表面にできる一部のがんを除くと，人類は，ほとんどの「がん」を直接見ることができなかったはずです．

cancer の由来は「カニ」．硬く引きつれ，足を伸ばして周囲に刺さり込む様子から名づけられたのではないかと推察されます．現代における「がん」がすべて硬くて周囲にカニの足のように刺さり込むわけではないのですが，それでも，腫瘍組織学の基礎として，硬さ（desmoplastic reaction と呼ばれる線維化を誘導すること）と，細く刺さり込むこと（浸潤）は，その病気が「がん」であることを示す大きな根拠であり，腫瘍画像診断学の根底で理論を支え，今なお輝きを放っています．

[*1]…（続き）：上皮は刺激を受けやすくターンオーバーも激しいため，「がん化」する率が高い．上皮の性質をもったがんのことを「上皮性悪性腫瘍」と呼んで，ほかのがんと区別している．

現代の医学でも診察は極めて重要視されており，特に，心臓，肺，血管，代謝といった，全身に変化が現れる病気（血の巡りとか血液の成分に関わる病気を）見出すうえでは，とても役に立ちます．

　しかし．「がん」の診断に関しては，診察はごく限られた情報しか与えてくれませんでした．

　がんによって，体が衰弱していく姿は見ることができる．体のどこがどのように弱っているのかを評価することもできる．しかし，病気の「ご本尊」だけは，よっぽどがんが大きくならない限り，表面から触れることはできません．まして，直接見ることなどほぼ不可能だったのです．

　徳川家康が胃がんであったかどうか，体の中にできたできものがお殿様のお命を奪ったかどうかを知る術は，当時，ほとんどなかったということになります．

　時は流れ，イタリア，オランダ，イギリスなどで解剖の技術が進みます．日本でも，江戸時代の後期には公的に解剖が行われました．『解体新書』という名前をご存知の方もいらっしゃいますよね．

　解剖というのは，人間にとって，まさに夢の技術でした．それまで見ることができなかった臓器を，直接見ることができるのですから．

　人体解剖学が本格化した 1600 年代半ばから 200 年以上もかけて，解剖学は発展を続けることになります．紆余曲折の末に，1800 年代の中頃には，解剖学はいったんの完成を迎えます．現在行われている病理解剖の手技の多くは，この時代に端を発しています．

　もちろん，その後も解剖学は発展を続けるのですが，本書では割愛します．

　話を戻しましょう．

　徳川家康の死因を巡るさまざまな仮説は，どれも，ある程度合理的な理由によって説明できます．多くの人が合理的だと思ったから，いい伝えが今に残っている，と考えることもできます．

1. てんぷら，鯛料理などを食べ過ぎた

嘔吐症状が強かったからでしょう．人間は，食あたりをすると吐きますから，徳川家康が吐いてから亡くなったと聞いた当時の人が「何かよっぽど悪いモノを食べたのだ」と予測したことは，理にかなっています．

2. サナダムシがいるのだ

「サナダムシ」は，顕微鏡のない当時の人も直接見ることができた，ある意味では稀有な消化管感染症です（多くの感染症の原因微生物は，目視することはできませんからね）．徳川家康がサナダムシにも感染していたことは事実としてあったのかもしれません．これが死因であるとは，今でこそ思えませんが，当時，サナダムシが死因に関わるのか，それとも命に関わる病気とはまた別のものなのかを，区別する方法があったでしょうか．

3. じつは胃がんである

後世の人々の推測に過ぎませんが，当時の主治医によって，徳川家康が晩年にやせ衰えたことや，お腹を触るとしこりに触れたと書かれた書物はあるそうです．カタマリがあったことに対して，主治医も「おかしいな？」と，気に留めていたのでしょう．しかし，当時，胃がんという概念は知られていませんでした．

これらの仮説のうち，どれが正しいでしょう．サナダムシっぽくはない．てんぷらの食べ過ぎってことはないだろう．胃がんではないか……．確かに，今を生きるわれわれが可能性を検証するとき，一番「それっぽい」のは，胃がんです．

しかし，主治医やお付きの人が，徳川家康のすべての症状を記載したとも限りません．後世の創作が混じっているかもしれません．本当は毒殺かもしれない．吐いて弱ってはいたけれど，直接の死因は心筋梗塞だったかもしれない．

結局,

「直接目で見て確認をしていないから, なぜ亡くなったのか, 本当のところはわからない」

というのが, 誰もが納得するであろう答えとなってしまいます. もやもや.

病気を見ることができないというのは,「推測の診断学」を発展させる力になります. しかし, 推測を確定する手段がないと, とてももやもやした気分になります. いっそ, 何も考えていないときのほうが, へたに推測をしてしまったあとよりも, 悩みは少なかったかもしれません.

そこに降って湧いたのが解剖学です.

病気を直接見ることができるのです. 死因を知るためにお腹の中を確認できるわけです.

これにより, 医学は飛躍的に発展しました. 解剖が学問として積み上げられていくにつれ, 多くの病気に名前がつけられました. 腸捻転. 腸閉塞. 胆石症. 肺気腫.

解剖学があれば, なぜ人が亡くなったかを調べることができるではないか!

外からでは見えなかったものを, 直接見ることができる. 医者という存在が, ほかの職業から離れて独自性を放ち始めたのは, 解剖学の発展と無関係ではないでしょう. それまでは薬屋さんや按摩さん, 鍼師さん, など(意外なところでは床屋さんもですね)と医者の境界は曖昧でしたが, 解剖学の発展によって, 医学, 特に西洋医学は, 具合の悪さを察し, 体調のバランスを保つ職業から, 病(やまい)の原因を見極めて個別に問題解決する職業へと, クラスチェンジを遂げたのです.

時期を同じくして, 顕微鏡の登場により細胞の概念が見出され, 解剖学と歩調を合わせることで, ついに近代の病理学が形づくられます.

それまで, 目では見えなかった病(やまい)を直接見る. さらに, 目では見えないくらい小さい細胞の変化や, 細菌のような外来抗原をも見出す.

ついに人類は, 病(やまい)の理(ことわり)を見ることができるのだ!

病を直接見ることができる解剖学の出現は, 人々を興奮させました.

ただ…….

調べてみるうちに, わかったこともあります. 病の理は, 見えなかったものを見るだけでは, 解き明かしきれないのだ, ということ.

見るだけでは何が足りないのか．それを考えるために，再び，話を徳川家康の例に戻しましょう．

もし，徳川家康が亡くなったあとに，彼を病理解剖できたとしたら？

解剖によって，彼の体の中に，胃がんが見つかったとします．
あっ，ここにカタマリがある！　胃がすっかりふさがってしまっている，これではご飯は食べられないなぁ．
だから亡くなったんだ．そうか，徳川家康は，胃がんで亡くなったんだ．
見てしまえば，単純な推論に飛びつきがちですが．
これは，完璧な推論ではありません．
話はそうカンタンではなかったのです．

ちょっとここからは，図で書きます．
まず，解剖がなかった時代の，「徳川家康の死因予測」というのは，ま，こんな感じで書き表すことができます（図1）．

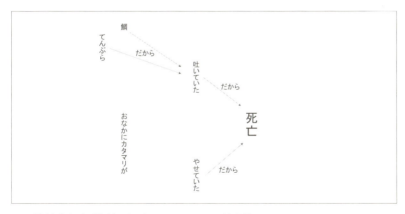

図1　徳川家康は，なぜ亡くなったのかについての，いろいろな予測

吐いていたからかなぁ．やせていたからかなぁ．てんぷらとか鯛で吐いたのかなぁ．それで亡くなったのかなぁ．
お腹にカタマリがあるけど……．関係あるのかなぁ．

観察できた事象それぞれが，死亡という結果に導かれるかどうか，矢印でつなごうと試みた図です．実際にどの矢印が真実なのか，あるいはすべてが真実なのか，逆にここには真実がないのか，これだけの情報ではなんとも判断がつきません．ですから，当時も，さまざまな憶測が飛んだでしょう（ここに「暗殺説」を書くのが大好きな方もいらっしゃいますし，「影武者生存説」を書き込んだ方もいるのではないですか？）．

では，if の話です．当時，もし，解剖ができたら．死因は解明できたでしょうか（図2）．

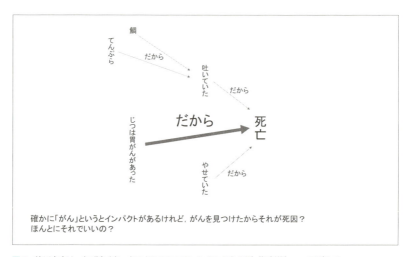

図2 徳川家康は，なぜ亡くなったのかについての，いろいろな予測（解剖後）……胃がん？

胃がんが見つかりました．「だから，亡くなったんだ！」と思わず飛びつきたくなります．矢印を太く書き込みましたよ．

でも，これ，論理的でしょうか？

胃がんがあった，「だから」死亡したと，いってしまってよいのでしょうか？

死に至る過程というか，途中経過やストーリーが，まったく解明されていないです．

もっと考えを進めなければなりません．

仮説を考えて，ストーリーを1つつくってみました（図3）．

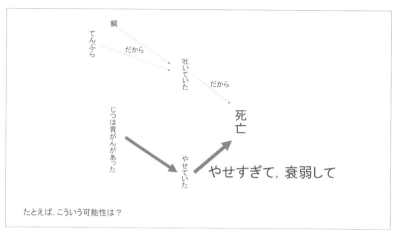

図3 徳川家康は、なぜ亡くなったのかについての、いろいろな予測（解剖後）……やせすぎて、衰弱？

胃がんがあって，それでやせて，衰弱して，亡くなったのかも．

胃がんは，やせの原因であり，やせ・衰弱を経由して（連鎖して），死亡につながったのかも．

ほかにもこんな仮説・ストーリーを立てることができるでしょう（図4）．

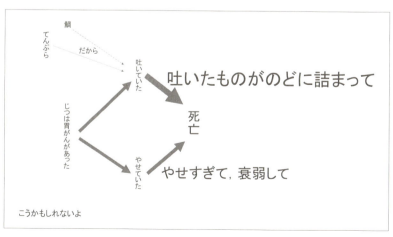

図4 徳川家康は、なぜ亡くなったのかについての、いろいろな予測（解剖後）……吐いたものがのどに詰まって？

やせてもいたんですが，直接の死因は嘔吐（おうと）によるのではなかろうか．吐いたものがのどに詰まってしまったのかもしれないし．十分に有り得る話です．

さらに，
両方．
「吐いたものがのどに詰まった ＋ 衰弱していたからそれを吐き出せなかった」，という合わせ技のために死亡してしまったのかもしれません（図5）．

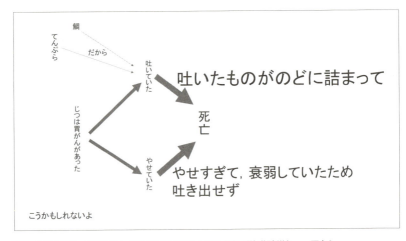

図5　徳川家康は，なぜ亡くなったのかについての，いろいろな予測（解剖後）……両方？

まだまだ考えられますよ（図6）．

吐いていたこと，やせて衰弱していたこととはまったく関係なく，当時の人々が見つけることができなかった「多数の肝転移」によって，肝不全で亡くなった可能性だってあるのです．

人々は，解剖や，顕微鏡という，より詳しく見るための手段，ツールを次々と開発して，発展させてきました．それによって何がわかったのか．多くの観察結果が手に入りました．今までとは比べものにならないくらい，人体や病気を観察することができるようになりました．

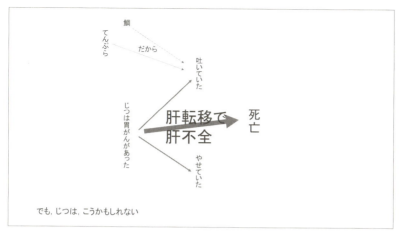

図6 徳川家康は，なぜ亡くなったのかについての，いろいろな予測（解剖後）……肝不全？

しかし，そこに待っていたのは，見るだけではだめ，考えなければならない，合理的な説明を探さなければならない，ストーリーを立てなければならない，という現実だったのです（図7）．

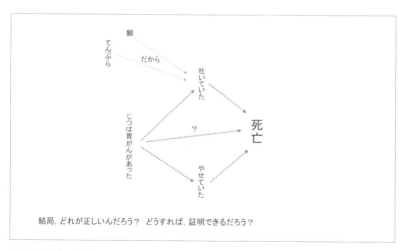

図7 徳川家康は，なぜ亡くなったのかについての，いろいろな予測（解剖後）……合理的な説明（ストーリー）は？

徳川家康が，なぜ亡くなったのかを知るためには，

- 見て多くの情報を集める．
- その情報が何を導き出すかを検討する．
- どの情報がどの情報と相関するんだろう．因果関係で結びつくのはどれだろう
  と考える．
- どのような仮説ですべてに説明をつけられるだろうかと悩む．
- 仮説を証明するために，また観察をくり返す．

といった，多数の手順が必要なのだと，多くの人が気づき始めたのです．

　体の中や，細胞の様子を見られなかった時代には，悪魔が体に宿ったのだとか，気の流れが悪くなったのだという解釈は，十分合理的でした．
　しかし，多くが見えるようになると，人々は，より合理的な解釈を自然と求めるようになったのです．
　ぼくは，解剖学や組織学がもたらした一番の成果とは，それまで
「人間を外から見て，最も妥当なストーリーを予想する学問」
に過ぎなかった医学が，
「内面までをじっくり見て，理論的に考えて，またじっくり見て，仮説を証明する
　方法を模索して，また見て，考えて，理論にする学問」
というように，高度化・複雑化し，論理的に成長したことなのではないかと考えています．

　医学の躍進は，これだけに留まりません．

　人々の関心の矛先は，吐いていたことや亡くなったことに加えて，

「結局，胃がんって，何なんだろう」

と，疾病そのものにも向けられるようになりました．これもまた，解剖学や組織学がもたらしたパラダイムシフトだったように思います．先ほどの図で，矢印の向かう先が「症状」や「死亡」だった状態から，新たに「胃がん」に向かう矢印も増えます（図8）．

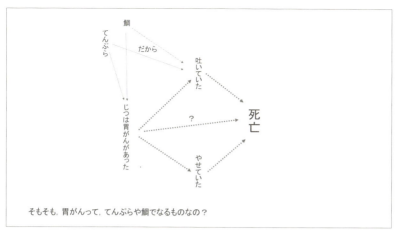

図8 徳川家康は，なぜ亡くなったのかについての，いろいろな予測（解剖後）……症状，死因だけでなく，疾病そのものへの関心？

観察によって事象が増えると，関心の矢印が増えるのです．

そもそも，胃がんとは，てんぷらや鯛の食べ過ぎでできるものなのか？
この矢印は，引いてよいのだろうか……？
ねえ，それ，本当？

病気と死に対する人々の興味，関心．これらを克服しようとする意志．そのために引いた，矢印の数が，どんどん増えていく．複雑になっていく．

「医療者が，患者さんを治すために，知らなければいけないこと，知りたいことが，山ほどあるのだ」

ということに気づきます．

時計の針を現代まで進めます．

徳川家康と似たような症状を来した患者さんが，病院にやってきたとします．
医療者は，思い悩みます．

「この人はこれからどうなるのだろう」

「どうしたら，一番いい結果にたどり着けるだろう」

「なぜ，こんな症状を訴えているんだろう」

「何が見えるだろう」

「見えたものから，何が予測できるだろう」

「どんなストーリーで，見えたものを説明できるだろう」

「適切なストーリーに沿って，適切な治療を選ばなければならないぞ」

現代，胃がん診療に関わる人は，徳川家康の例を前にすると，例えば，これくらいの質問が思い浮かんでいるはずなのです（図9）．

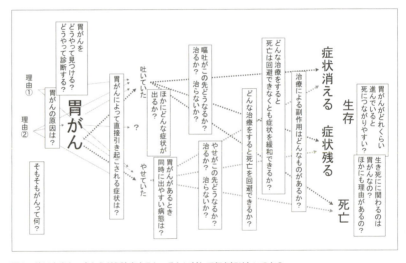

図9　徳川家康を，今ならどう診療するか，それに対して何を知りたいのか？

まだまだあります．とても書き切れるものではありません．これらすべてが，医療者の興味関心の対象になります．つまり，「医学研究」の対象となるということです．

医療者が治療のために考えたくなる疑問のことを，クリニカルクエスチョン（CQ）と呼びます．医療現場には，無数にCQがあります．

CQの数だけ，医学研究があります．そして，CQの種類に応じて，研究のスタイルはそれぞれ異なっています．

例えば.

・患者さんを見て，何が起こっているかを観察すること.

これは立派な研究です．極めて診療に近いですけれどね．疑問を解決するには，まず，見ること．ただし，見るだけで終わってしまってはいけない，というのは今までお示ししてきた通りです.

・見た結果が，何によるものかを考える．原因に遡り，仮説を立てる.
・この人の場合は，こうだった．あの人の場合は，こうだった．どんどん，似たような症例数を集めていく.
・症例数を集めるうちに，見えてくるものがある．新たな気づき．アイディア．普遍的な法則があるのでは，と考える.
・一方で，例外が見えてくることもある．例外はなぜ有り得るのだろう．なぜこれは似ていないのだろう．法則からはみ出ている．法則の立て方が間違っているのか？　ストーリーを組み立て直す．仮説をいくつも立てる.
・仮説が積み重なり，強固なストーリーが見えてきたら，症例数を一気に増やす．網羅的に観察する．統計学の力を借りて，妥当かどうかを検証する.

この一連の流れを，「臨床研究」と呼んでいます.

研究にもずいぶんと種類がありますよね．もう，お腹いっぱいでしょうか．でも，医療者が知りたいことは，まだまだあるのです.

解剖学，組織学，これらがもたらした複雑な観察によって，矢印はさらに増えるのです．疑問がいっぱい現れてくるのです（図10）.

・そもそもがんって，何なんだ.
・なぜがんは人の命に関わるのだ.
・胃がんが出てくるのはなぜだ．どのような胃に発生しやすいのだ.
・がんの持つ性質．それがもたらす結果.
・治療方法．新しい治療が有り得るか．どうやって症状を抑えるか．副作用のメカニズムは…….

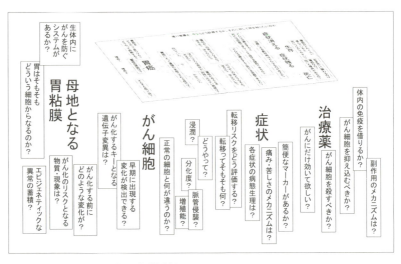

図10 臨床の現象を深層から支える基礎的な疑問

図9を，深層から支えている多数の疑問が新たに登場しました（図10）．

がん，そしてそれと戦う人々という現象を，基礎として支える，細胞や分子レベルでのメカニズムがあります．DNAやタンパク質といった，顕微鏡で見るよりもさらに微小な世界にも，人々の興味は及びました．これらを研究するのが，

「基礎研究」と呼ばれる分野です．

基礎研究という言葉は，実験室のイメージとセットで語られます．マイクロピペット[*2]を片手に，動物実験や細胞の培養，クリーンベンチ[*3]，PCR法[*4]やウェスタンブロット[*5]，質量分析装置[*6]．これらは，医療現場からは遠く離れた科学者の世界かと思われがちですが．

実際には，臨床と，とても密接につながっています（図11）．

医学基礎研究のゴールは，人間そのものを知りたいという知的好奇心には留まりません．いずれ，研究の成果によって人が病に打ち克つことこそが，ゴールなのです．基礎研究は，巡りめぐって，実際の患者さんにまつわるCQを解決する手段となります．

[*2]…マイクロピペット：マイクロリットル単位の微量な液体を移動させたり，量り取るピペット（分注器）のこと．理化学実験等で用いられる．
[*3]…クリーンベンチ：細胞や微生物を取り扱う際，埃や雑菌の混入を防ぎ，無菌状態で作業するための装置．

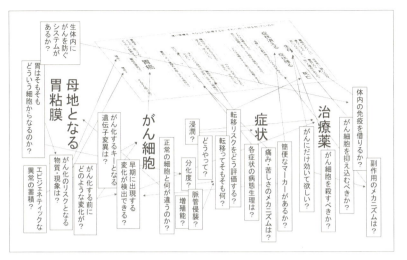

図11 基礎研究と臨床は密接につながっている……

　基礎研究の矢印は,「基礎の階層」でお互いに結びつきつつ, CQ すなわち「臨床の階層」とも密接に結びつくものです.

　長い歴史の話とともに, 医療や医学をとりまく研究というものが, いかに広がってきたのかを駆け足で考えてきました.

　で, その……ぼくは,「いち病理医」ですし, この本は「いち病理医のリアル」ですので, ぼくから見たこの図の感想をいっていいでしょうか.

　矢印, 多すぎだよ. ぶっちゃけ, もう, わけがわからん, こんなの.
　徳川家康だって, 吐いて苦しいっつってんのに, いきなり胃粘膜に蓄積されたメチル化の話とか持ち出されたら, 余計気持ち悪くなるよ.
　医療が複雑化するわけですよね. これだけの矢印を1人で抱えるなんて, 無理です.

だから, 分業して, みんなで取り組むんですよね.

　先ほどの図を見た多くの臨床医療者は, 似たような感想を持たれると思います. 患者さんと会話して, 診断と治療と維持に邁進するので精一杯で, 臨床研究と

＊4…PCR法：ポリメラーゼ連鎖反応（polymerase chain reaction；PCR）は, DNAを複製・増幅する手法.
＊5…ウェスタンブロット：Western Blotは, 抗体を用いてタンパク質の存在を検出する手法.

か基礎研究の話まで頭が回らないよ，と．

　臨床研究は「観察すること」からスタートしています．日頃の診療の場面で患者さんの変化に気づいたり，似た症例があったかどうかを考えたりすることは，ベッドサイドで行う研究であるともいえますので，研究すべてが遠い異世界の話というわけではないにしろ．

　プロテオーム解析とか臨床試験のメタレビューとかまで話が進むと，少しずつ，矢印が臨床から遠くなっちゃいます．

　臨床から基礎のあいだには，心理的な距離感があるのです．

これらの距離感を橋渡しする役目を持つのが，「病理」であるといわれています．

　「診断・治療・維持」という三本柱のうち，診断に特化して，マクロ・ミクロ形態学的な分類と評価を日常的に行うぼくたちは，免疫染色などの手法で，日常的にごく簡便なタンパク異常解析[*7]を行います．また，遺伝子変異検査の開発や実践においても，最前線にいることが多いです．

　病理医は，その仕事の性質的に，2つの階層のあいだを行ったり来たりする役目を担っているのです．

　患者さんや臨床医療者と基礎研究者のあいだに立って，それぞれから出る矢印を解析し，双方が納得するような診断・研究を行っていく仕事です．

　古来，解剖学や組織学は，臨床の幅を劇的に広げるとともに，人々の目を基礎研究へと向けさせました．現代においても，解剖学や組織学を得意とする病理医は，臨床と基礎の橋渡しに適任なのではないか，と考えられます．

　事実，大学の病理学講座では，臨床研究と基礎研究の双方の性質を有する，「臨床検体を用いた基礎研究」を行っているところが多いように見えます．

---

*6…質量分析装置：質量分析法（mass spectrometry,）は，極めて少量の試料（1 mg 以下）を高電圧をかけた真空中でイオン化し，分離し，検出することで，信頼性のある分子量を測定する方法．

ところで……．

前掲の図のラフを書くに当たり，多くの矢印を書いては消し，引いてはつなげて，とやっていたのですが，これって1つのコミュニケーションだなぁ，と気づきました．
臨床と基礎のコミュニケーション．

基礎から臨床へのコミュニケーション．

この章の最初に，

> 「医療者とも患者さんともほとんどコミュニケーションを取らない医療者」

というのは，有り得るでしょうか．

ぼくは，これは，「医学研究者」かなぁと考えています．

なーんて書いたばっかり，なんですけど……．
医学研究者も，やっぱりコミュニケーションを取っているのではないかなぁと，ふと，考えを改めたりもするのです．

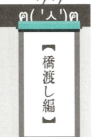

Dr. Yandelの「脳理」解剖 【橋渡し編】

❶「病（やまい）の理（ことわり）を見る」解剖学の発展が，医者の存在をクラスチェンジさせたのです
❷ CQの数だけ医学研究がある，これが臨床研究の発端です
❸ さらに細胞や分子レベルまで深掘りするのが，基礎研究
❹ 臨床と基礎の「橋渡し」が病理学（医）だと思うのです

＊7…タンパク異常解析：(こうやって書くと仰々しいのですが) 病理医が日常的に用いる免疫染色によって，細胞の中にある特定のタンパク質が増えた，減ったという評価を簡便に行うことができる．基礎研究的な疑問の初歩は，これだけである程度解決することができる．

いち病理医のリアル

Contents

1 病理に暮らす

2 診断が好きだ

3 敵に名前をつけろ

4 スケッチよりもシェーマ

5 退避・対比・コミュニケーション

6 石橋を叩いて渡す

7 君が作家なら，ぼくは編集者

8 ついついマルチなお節介

9 ドラえもんに会う前に

10 ある病理医のリアル

7 君が作家なら，ぼくは編集者

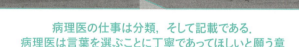

病理医の仕事は分類，そして記載である．
病理医は言葉を選ぶことに丁寧であってほしいと願う章

医療という物語を紡ぐのは，医者や看護師，そして患者だ．
彼らの最初の読者となり，意図が伝わりやすいように訂正を提案したり，
書き手のアイディアを引き出したり，ミス防止の砦となったりしながら，多くの作家を育てる．
病理医の仕事は編集者に似ている．

---

6 章は，ちょっと壮大な話になってしまいましたが，

　ぼく自身は，現在，基礎研究には関与していませんし，臨床研究のお手伝いをちょろちょろやっている程度の人間です．それなのに，すみません，偉そうに語っちゃいました．
　なので，「そうかそうか，ちょっと知ってるから書いちゃったのか．よしよし」くらいの広い心でご覧いただければ幸いです．

　ぼくも，大学にいた頃は，がんばって生命科学の研究をしよう，いい医学研究者になろうと思っていたんですけど……．力及ばず，結果も残せませんでした．
　でも，基礎研究をする場所として病理学教室を選んだのがきっかけで，自分の中に眠る性癖……じゃなかった，ええと，指向性みたいなものの矢印が，どちらかというと病理診断学に向いているなぁ，と気づくことができました．
　普通は，医学部で6年間暮らしたくらいでは，「病理」ってあまり目に入ってきません．目にする機会を得たぼくは，(ぼく自身にとって) ラッキーだったなぁと思っています．今こうして病理診断医としてご飯を食べることができていることを思うと，病理学に興味を持ったかつての自分に，よくやった，と拍手を送りたくなります．

ちょっと，働くうえでの「向き・不向き」の話をしましょう．

たまに聞かれるんです．病理医に必要な「能力」って何でしょうか，と．
市原さんは自分で，どんな「資質」が病理医に向いているって思ったんですか，と．

「いやぁ，そのぉ，ぼく自身は，病理医に必要な能力とか資質があるから今こ
うして仕事をしているのだ，とは，いい切れません．
資質的に『向いている』かどうかは，わかりません．
ただ，好きが持続していることは事実です．自分の気持ちの矢印が，病理の
ほうを『向いている』といういい方なら，本当です」

こんな感じでお返事しています．だいたい，キョトンとされます．
「こうげきりょく」が高いから，戦士に向いている，とか，「かしこさ」が高いから，
魔法使いに向いている，みたいに，病理医をやっていくうえで便利なパラメータみ
たいなものがあるなら，わかりやすかったのかもしれません．けれど，病理医を続
けているぼくが，他科の医者や医療者と比べてとりわけ何かに秀でているかという
と，どうも，そうではない気がします．

向いているから働いている，向いていないからやめる，みたいな話題を，あちこ
ちで目にします．学生さんたちが自分の仕事を探すときにも，とても気にしている
ように見えます．
でも実際には，人間の才能とか資質みたいなものってすごく曖昧で，職業を続
けていくうえで必要な能力はこれとこれだ，みたいに，きっぱりといい切れる類い
の話じゃないと思うんです．
ごく一部のプロスポーツ選手とか芸能人，あるいはそれこそ基礎研究者のように，
「極めてわかりやすい能力と，努力と，運，すべてが噛み合わないと食っていけな
い職業」というのもありますが，そういう職業のほうが，例外的なのではないかと
思います．
人より文章が上手に書けたり数字に得意だから事務作業だ，とか，人より会話
がうまいから営業職だ，みたいな話って，説得力はあるんですけど，実際，もっと
複雑ですよね．
たぶん，能力がどうとかじゃなくて，その世界に興味が持てるか，好きか，のほ
うが，たいてい，進路選択のうえでは大事なんじゃないでしょうか．

2章の最後に書いたような,

「自分の属性は『診断・治療・維持』のうち,どこなんだろう」

ということを考えるときにも,自分が楽しくできそうかどうか,あるいは逆に,多少つらく厳しいことがあっても乗り越えられそうか,という視点で属性を考えるほうが,現実的なんじゃないかな,と思います.

そういうことをもやもや考えていたぼくは,病理医に必要な能力を聞かれても,なんだか,よくわからなくなってきました.
代わりに,仕事のスタイル的にはこうだよ,こういう仕事が好きならやっていけると思うよ,と答えるようになりました.才能よりも指向性で考えたらどうかな,という提案です.

では.
今から,あなたが病理医を好きになれそうかどうかを探るための,たとえ話をします.

た とえ話の1つ目

医療を,

「患者さん＋医療者連合軍」VS「病気」

という構図でたとえます.『関ヶ原の戦い』とか,『三國志』とかに興味がある方は,イメージがわきやすいかもしれません.
病気軍がこちらに攻めてきます.迎え撃ちましょう.
戦いにおいて,まず第一に重要なのは,兵士の数です.医療においては,患者さん自身の免疫や体力が「兵士数」にあたります.病気を倒すのは医者や病院ではなく,患者さん自身が病に討ち勝とうとする力ですからね(比喩ではないですよ).
素手で戦うのは大変ですので,兵士には,弓矢や馬などで武装をしてもらいます.中には,ナパーム弾みたいな強烈なヤツもあります.これらはすなわち,抗生剤とか,

抗がん剤のような,「薬」のことです.

　では,医者はどこにいるかというと,「将軍」として軍隊を率いるのです.軍隊の足並みを揃えて,弓矢を撃つタイミングを指示し,自らも先頭に立って馬を飛ばして,病気軍に向かって突撃していきます.

　将軍は,ただ見ているだけではなく,戦います.自らも武器を握って,敵軍と刃を交える.将軍だけが使える武器というのもあり,かなり強力です(手術とか,放射線治療など).敵軍をまとめて吹き飛ばす力を持っていますが,威力が強すぎる武器なので,自分の軍隊を巻き込んでしまわないように気をつけます.

　兵士たちを指揮し,鼓舞して支えながら,みんなで病気軍をやっつけましょう.

これが,「治療」です.

　戦いにおいては,兵士たちの体調を維持したり物資を補うための,兵站(へいたん)とか補給が重要です.将軍がいくらがんばっても,兵士が傷で倒れたり空腹で逃げ出したりして,兵士数が保てなくなれば,戦争を続けることはできませんからね.

これは,「維持」に相当します.

　戦うにあたって,やみくもに突撃をするだけでは,被害が大きくなります.両軍の勢力や配置,陣形,持っている武器の数などを見抜き,自軍のストロングポイントや敵軍のウィークポイントを見つけることが,戦略を立てるうえで非常に重要です.

これが,「診断」です.

　戦いの目的は,君主(一番偉い人)を守りつつ,兵士もなるべく減らさずに,敵軍を殲滅させることです.この場合の君主とは,「患者さんの命」と考えるとよいでしょう.兵士が倒れても,君主が生き残っていれば,いつかまた国を再興することができます.もっとも,兵士も減らないのが一番いいのですが…….

　医療を戦争にたとえるというのはちょっと不謹慎かもしれませんが,このたとえはかなり優れていて,医療における仕事や出来事をかなり細かくいい表すことがで

きます.

　では, この戦いの中で, 病理医はどこにいるのでしょうか.

　戦場を見渡せる高台に登って,「軍師」をやっているのです.

　軍師は, 戦況を正しく理解する役割を持ちます. 敵軍の現況を正しく解析し, 味方の将軍を適切に配置して, 兵士の武器を相手に応じて変え, 自軍が今後突撃していく方向を指示します.

　軍師自身は馬を飛ばして戦うわけではありません. 心ない将軍には,「なんだよ, 前線で戦うこともせずに, うしろで偉そうに指示しやがって」などと, いわれてしまうかもしれません.

　将軍自身も軍略は立てます. 目の前に襲い掛かってくる敵軍を瞬間的に観察して, 現場で判断を下し兵士を率います. 自分が率いて一緒に戦う兵士たちの性格や性質について知り尽くしている将軍は, 兵士や君主に慕われることでしょう.

　つまり, 軍師がいなくても診断は行われますし, 戦争することはできます.

　けれど, 戦いの様子を俯瞰して, 専門的に検討する軍師がいると, 戦いはより有利になるのです. 敵軍を事細かに解析し, 相手の兵士数や持っている武器の数, 展開している陣形の特性をつかみ, 自軍がどのように陣を展開してどんな武器で攻撃したら最大の成果が望めるかを考えるのです.

　ぼくが昔『三國志』を読んだときに, 最も心を惹かれたのは,「諸葛孔明」のような軍師のスタイルでした. 将軍の武勇伝 (戦場にあってどれだけの兵士を倒したとか, 一騎打ちで相手の猛将を討ち取ったとか) よりも, 孔明が味方の想像をはるかに超えて先を見通すエピソードや, 孔明の軍略に振り回される敵の将軍の姿を見て, う〜む, おもしろいなぁ, すごいなぁ, と感心したものです.

　皆さんの中にも, きっと共感してくださる人はいると思います. これを読んでくださっている人の中に,「軍師の話が一番おもしろい」と思ってくださる人は, 少なく見積もっても1, 2割くらいはいると思うんですよ.

　……0.6%しかいないってことはないんじゃないかなぁ.

　病理医って, 全医者の0.6%くらいなんですって.

　せっかく医学部に行ったのに, 治療もしない医者になるなんてもったいない, という「将軍に憧れる理由」はわかりますけれど, それにしても, もう少し諸葛孔明が好きな人はいそうなんだけれどなぁ.

このたとえ話で本章を終わるならば，章のタイトルも，「君が将軍なら，ぼくは軍師」とかにすればよかったんですけど，なんか売れなさそうなラノベのタイトルみたいです．自分を諸葛孔明にたとえるというのも不遜ですし，戦国絵巻に興味のない人にも伝わりません．ですから，もう1つくらいたとえ話ができないかなというのを，しばらく考えていました．

　せっかくなので，もう1つのほうもご覧ください．

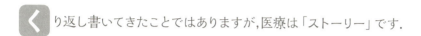

　物語の主役は，患者さん．物語の執筆者は，医者であり，看護師であり，多くの医療者が担当します．さらに，患者さん自身も執筆に参加するのです．

　この物語は，「複数の執筆者が寄稿する，とても複雑なお話」です．

　患者さんが今どのような状態にあるのか．何が裏に隠れているのか．患者さんが過ごしてきたもともとの生活様式．そこに隠れていた何らかのリスク，あるいは，運．これらがさまざまに組み合わさって，引き金が引かれ，発症する病気．悪役の登場です．悪役にもまた，生い立ちがあり，背景があります．どこかで何かの悪事を働きます．さらにそれに抵抗する勢力があります．悪役は潜伏もするし，進撃もします．病気をきっかけとして始まった物語は，ときとして必然的に，ときには偶発的に，まわりを巻き込みながら進行していきます．

　患者さんの生（せい）には理（ことわり）があります．病（やまい）にも理（ことわり）があります．それぞれが縦糸と横糸になり，絡み合って緻密な模様を形成していきます．医療現場では，医者が中心となって，この模様を読み取り，記述していきます．

　また，医療者は執筆者であると同時に，登場人物でもあります．患者さんと絡みながら，言葉を重ね，さまざまな検査で証拠を集めて，治療を検討して遂行します．自らが記したストーリーに，自らも探偵役として，あるいは刑事役として，事件に介入します．

ストーリーとはすなわち「診断」のことです．

　ストーリーによって，展開が変わります．結末までうまくたどり着けるかどうかは，お話の出来次第．

診断が間違っていたら，その後の治療もうまくいきません.

診断は医療者と患者さんの合作によって紡がれていきます.

では，病理医は，医療のストーリーを紡ぐうえで，どのような働きをするのでしょう.

ぼくは，病理医は，「編集者」だと思っています.

医療者や患者さんが執筆者であり登場人物でもあるのとは，少々，毛色が違います. 病理医の役目は，執筆者や登場人物とは異なった目で，物語全体を俯瞰することです. プロの作家が書く物語は，いつでも非常に精度が高いですが，ときに，本人の頭の中で思い浮かんだものを効果的に記せていなかったり，逆に気づきづらい表現の不備，展開の矛盾点などが現れてきたりします. また，作家自身が探偵役・刑事役として物語に参加している状況では，客観的な評価が行えない場合もあることでしょう.

そういうとき，編集者は，誰よりも早い読者としてストーリーを見通し，執筆者とは異なった視点で，ストーリーの整合性を取り，ときには執筆者よりも豊富な知識でアイディアの手助けをしたり，執筆者が気づかなかった細かいミスを訂正したりします.

……ぼくは，優れた小説やエッセイ，マンガなどを読んで感動しても，そこに「編集者」の存在を意識することは，まずありません.

ああ，この作家はすごいなぁ，この漫画家はなんて素晴らしいんだろう. そこまでで，おしまいです.

ただ，知っている人は知っています. 例えば，世の中には，『バガボンド』を担当したあと，『ドラゴン桜』のプロデュースに関わり，『宇宙兄弟』の担当編集をするような，スゴ腕の編集者がいるということ. すべて，異なった漫画家によって紡がれた物語ですが，彼が編集すると，売れる.

それぞれの作品において，賞賛されるべきは作家そのものでしょう. ただ，おそらく，編集者という仕事には，創作界の素人であるぼくにはわからないおもしろさと，作品を導く何かがあるのだろうな，と想像するのです. 患者さんやほかの医療者から見た病理医という仕事は，この執筆者と編集者の関係に似ているのではないかなぁと，思ったりもするのです.

2つのたとえ話が終わりましたので，話を最初に戻しましょう．

あなたが病理医に「向いているか，向いていないか」という話は，たぶんですけど，能力とか資質とかよりも，自分がそちらの方向を好きになれそうか，という目線で考えたほうがいいのではないかな，というのがぼくの考えです．

皆さんは病理医を好きになれそうでしょうか．

将軍よりも，軍師．

作家よりも，編集者．

これにピンと来る人は，決してメジャーな存在ではないのかもしれませんけれど，0.6％よりはもう少し多いのではないかなぁ，というのが，今のところの，ぼくの考えです．

ところで，Twitter を見ていますと，最近は「編集者のツイート」が作家よりも人気だったりしますし，『三國無双』というゲームを見ますと，諸葛孔明がビーム撃って敵をフッ飛ばしたりしています．

「向いているかどうか」なんて，結局，あいまいなものですよね．

Dr. Yandel の「脳理」解剖

【軍師・編集者編】

❶ 病理医の「向き・不向き」は，好きが持続しているかどうかによって決まりそうです

❷ 敵は病気軍，患者の体力は兵力，医師は将軍，患者の命は君主……

❸ 戦略（診断）を立て，攻撃（治療）し，兵站（維持）を整えます

❹ 病理医は軍師かなと思いますが，軍師がいなくても戦争はできます

❺ でも諸葛孔明のいない『三國志』は面白くないですよね

❻ 君が将軍なら，ぼくは軍師．君が作家なら，ぼくは編集者

❼ こんなたとえ話で「ピン」と来てくれると，うれしい限りです

Dr. Yandel

いち病理医のリアル
Contents

1 病理に暮らす

2 診断が好きだ

3 敵に名前をつけろ

4 スケッチよりもシェーマ

5 退避・対比・コミュニケーション

6 石橋を叩いて渡す

7 君が作家なら，ぼくは編集者

8 ついついマルチなお節介

9 ドラえもんに会う前に

10 ある病理医のリアル

8 ついついマルチな お節介

病理医はワークライフバランスに優れている（子育てママに最適）などというが，
これをもうちょっとおしゃれに言い換えられないかともくろむ章

病理医は，病理診断という主砲のほかに，さまざまな副砲を持っている．
デスクワーカーゆえの特権かもしれない．
なぜぼくは本を書いたり，Twitter をやったりしているんだったろうか．
5 時で帰れる仕事だと，笑われたくなかったから，だけなのだろうか．

Twitter で思い出しましたが．

ぼくは，1 日の中で，「病理医っぽくない時間」を結構過ごしています．病理診断や研究に没頭している，とはいいがたい毎日です．

例えば．

ぼくは，「画像と病理の対比」という仕事をよくします．バリウム技師さんたちと一緒に，胃の X 線画像と病理の対比をしてきた話は，5 章でちょっと触れました．
超音波検査技師さんとエコー画像を見ながら，肝臓や膵臓，乳腺，甲状腺などのエコー画像と病理の対比をしたり，内視鏡医と拡大内視鏡画像・超拡大内視鏡画像の対比をしたり，呼吸器内科・呼吸器外科・放射線科医たちと一緒に肺の CT 画像と病理の対比をしたり……．

デスクの横に貼ってある付箋には，「対比依頼」をメモしてあります．

- 再来週水曜日のバリウム研究会で使う，胃のX線画像と病理の対比をつくる（図1）
- 来月末の拡大内視鏡研究会に向けて，胃カメラの画像と病理の対比を2例つくる（図2）
- 来月頭の腹部画像研究会で使う，エコー画像と病理の対比を2例つくる（図3）
- 再来月に乳腺エコーの研究会でSさんが発表する講演用に，病理の解説をつくる（図4）

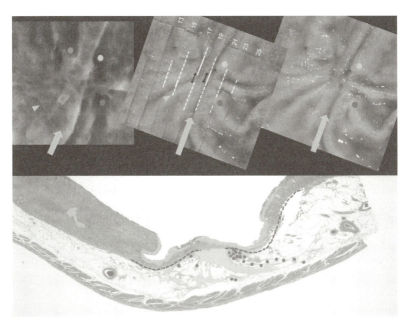

図1　胃X線画像病理対比

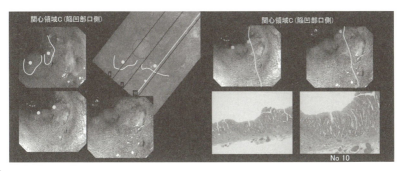

図2　胃カメラ画像病理対比

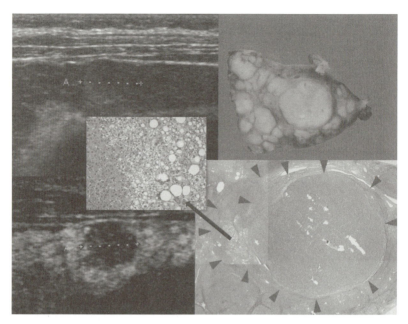

図3 腹部エコー画像病理対比

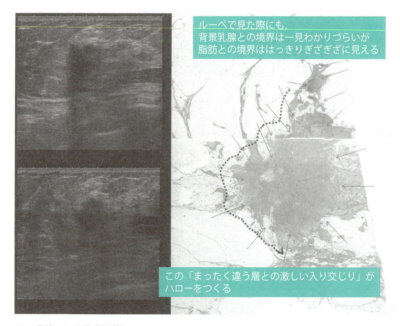

図4 乳腺エコー画像病理対比

対象となる臓器や，仕事相手の職種は異なりますが，やっていることは一緒です．臨床の現場で画像を見ていて，病理のことを知りたくなった人たちに向けて，病理のプレパラートから得られる情報と，画像診断で用いている画像とを，照らし合わせて解析する仕事．対比する仕事．

　こんな仕事があるなんて，病理医を目指し始めた頃には思いも寄りませんでした．でも，病理医として勤務し始めると，現場で画像診断に携わっている人たちが，口々にこんなことをいうのです．

　「う～む，病理では，どう見えるのかなぁ」
　「実際の病理の像を見てみたいなぁ」

　かなり普遍的な欲求みたいです．画像を毎日見ている人たちにとって，病理を知りたいというニーズがかなり強いことは，画像診断者からしょっちゅう「質問の電話」がかかってくることからも，察することができます．電話のほとんどは，病理診断報告書そのものについての質問ではなく，画像とか臨床像の成り立ちを病理で説明してほしいという，「対比依頼」でした．市中病院で働きはじめた頃は，カルチャーショックを感じましたね．かつて大学院で研究しながら，外注検査センターの病理診断を担当していたときには，このように，画像診断者たちからの質問を受けたことなどありませんでしたから．
　1つの病院で継続的に病理診断をしている常勤医がいると，画像診断者も気軽に問い合わせしやすいのでしょう．本当は皆さん，もっと，病理医に質問したかったんですよね．画像と病理の対比をしたかったんですよね．

　対比の仕事は，しばしば学会や研究会で取り上げられたり，講演を頼まれたり，論文や教科書になったりします．おかげさまで，いい仕事に参加させていただいております．

　ただ，勘違いしてはいけないなと，自戒していることもあります．
　これらの仕事は，臨床医療者の強いモチベーションと，飽くなき画像診断への欲求，さらには画像診断における学術的知識によって達成されるものです．ぼくが病理医としてのスキルを使って，病理診断というツールだけで組み上げた成果ではありません．

仕事の貴賤とか上下の話をしているわけではなく.

病理医メインの仕事ではない，むしろ画像診断側の仕事だ，ということです.

この仕事は，とても喜ばれますけれど……. 病理医っぽくない仕事であることは間違いないので，同業の病理医の方々からは，「また君は，病理の論文も書かずに臨床と仲良くやってるね（笑）」などと，あきらめ半分のニュアンスでからかわれることもあります.

ぼくはなぜ，自分の職務とは微妙にずれた仕事を，嬉々としてやっているのか. ニーズがあるから，といえばそれまでですが.

個人の性格として，自分の職務に没入することが苦手だから，という理由があるように思います.

臨床の方々から，病理のことを教えてよ，一緒に何か考えようよ，といわれると，ぼくは「臨床に頼られた」という逃げ口上を盾に，病理とは少し違う仕事に励んでしまうのです.

あたかも，つらい登山の行程から逃れて，山小屋のキャンプファイヤーに参加して，そこで火の上手な起こし方とか，カレーのおいしいつくり方を学ぶことに精一杯になってしまうように.

ぼくが，火起こしやカレーづくりのプロになりたいというなら，それはとてもよいことですけれど. 職人たちと，たき火を前にスキットルを傾けながら，

**「まだ先は長いのでそろそろ行かなきゃいけないんですけど，
ここは居心地がいいですねぇ（笑）」**

などと，談笑してしまっているような.

ボスにも，積年，注意されていることではあります．自分の道を見失ってはいけないよ，と．八方美人であることには自覚を持たないとね，と．

八方美人であるぼくは，病理診断以外にも，いろいろと気が散ってしまっています．

例えば．

当院の初期研修医の教育係みたいなことをやっています．研修医たちが，救急症例を振り返る「朝カンファレンス（症例検討会）」の司会をします．病理医であり，一度も初期研修をしたことがないぼくが，研修医たちに当直とか救急のあれこれを教えられるわけがないので，各科の多くのエース・ベテランドクターを招いて，カンファレンスでいろいろと教えてもらいます．ぼくは単なる司会……というか狂言回しです．病理医がわざわざ臨床の勉強会を主催する必要はないのですけれど．

臨床検査技師の集まる学会で，総合診療型の勉強会「ドクターP」を開催したこともあります．P は pathologist の P．同様の勉強会は，「北海道・病理 夏の学校」という会でも担当しました（図 5）．

このときにはじめて「うさぎの耳」をつけました．

会場だった定山渓温泉に向かう途中，キャッチーなほうがいいかなと思い，国道沿いの 100 円均一ショップで購入したものです．2014 年 7 月の話です．

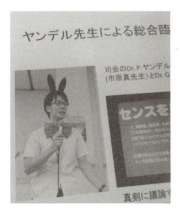

図 5　2014 年 7 月「北海道・病理 夏の学校」での著者．このときにはじめて「うさ耳」をつける

この微妙な服装がベテランの先生方を中心にちょっとだけウケたようで，翌年（2015 年）の「北海道・病理 夏の学校」でも，何人かの先生方がうさ耳をつけていらっしゃいました．そういえば，2015 年の夏の学校を取材して書かれたマンガ，というのがありましたね……．どのマンガとは申し上げませんが（図 6）．

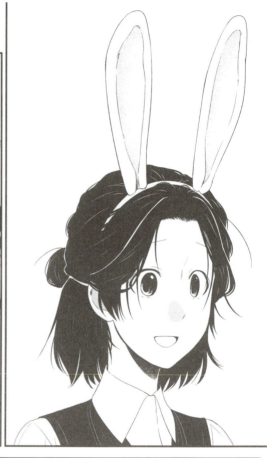
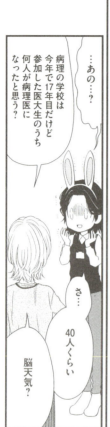
…あの…？

病理の学校は今年で17年目だけど参加した医大生のうち何人が病理医になったと思う？

さ… 40人くらい

脳天気？

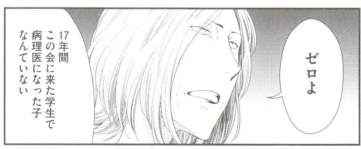
ゼロよ

17年間この会に来た学生で病理医になった子なんていない

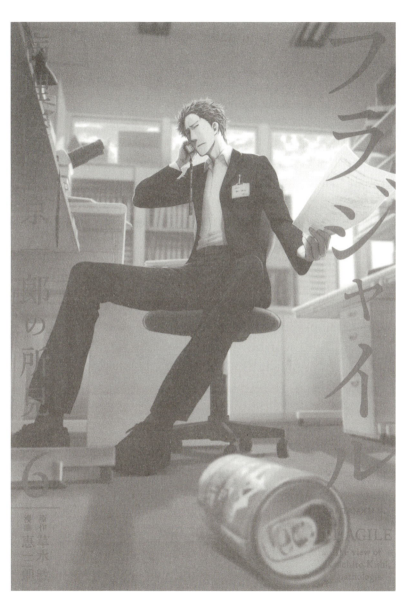

図6 草水 敏（原作），恵 三朗（漫画）．『フラジャイル 病理医岸京一郎の所見（6巻）』書影（右），同巻・第21話「岸先生，最大の試練です！」．講談社，2016．（左）より［© 草水 敏・恵 三朗／講談社］

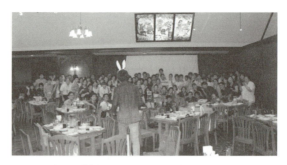

図7　2016年9月「感染症勉強会 BIC」での著者．耳がまぶしい．

　感染症専門医や感染症技師，薬剤師さんたちと一緒に，感染症勉強会を運営したこともあります（図7）．ぼくは，感染症についてはほとんどド素人です．抗生剤の使い分けもよくわかりません．つまりこの会でも，ぼくは客引き……というか，偶然のひらめきやセレンディピティを期待されて呼ばれたにすぎません．どれだけひらめきに関与できたかどうかはわかりません．

　臨床検査系の雑誌の企画をつくってくれと定期的に頼まれます．自分が臨床検査の世界で気になるトピックスを発掘して，執筆者を推薦する仕事です．うーん，心臓とか血管についてはよくわからないけど，この血管検査はアイディアがおもしろそうだし，喜んでくれる技師さんも多いんじゃないかなぁ，みたいに．

　書籍．ときどき，医療系の雑誌などから原稿の依頼が来るようになりました．論文以外の文章をつくるお仕事というのは，市中病院の勤務医の仕事を逸脱しているようにも思いますけれど，各科を横断して見下ろしながら調整する役割の原稿を書く人間として，病理医は確かにある程度適任なのかもしれません．

　そしてきわめつけはTwitterです．不思議に思われる皆さんもいることでしょう．

「あんなに日中Twitterをやってて，いつ仕事してるんだ」

　1章にはちょっとだけ書きましたが，ぼくは仕事の最中に，1つの職務に没入する時間を「海女さん」のように設定しており，息継ぎのタイミングでTwitterをし

ています．短期間でスイッチを激しく「オン・オフ」するような感じです．

ぼくが，病理医ヤンデルというアカウント名で
Twitter を始めたのは，2011 年 4 月のことです．

2011 年というと，医師免許を取って 8 年経過したくらい．大学院を出てから病院勤務を始めて，まだ 4 年しか経っていません．医師としても，民間病院の職員としても，研鑽が始まったばかり．今でも若輩ですが，当時は今に輪をかけてペーペーでした．朝から晩までプレパラートを見たり論文をひっくり返したりして，ああでもないこうでもないと勉強していた記憶があります．そんな大切な時期に，Twitter を始めてしまっている．

何なんでしょうね．マルチタスクといえば聞こえはいいが，そのじつ，自分の本来邁進すべきルートからしょっちゅう脇道にそれて，草原でセイタカアワダチソウを片手に振り回してチョウチョを追っかけたりしている．長時間集中できない，ということかな．

よいか悪いかはともかく，「気質」が見え隠れします．

前章で，病理医になるうえでの「向き・不向き」は，才能とか資質ではなく，指向性のほうが重要なのではないか，病理医の仕事を好きでいられるかどうかこそが大切なのではないか，ということを書きました．実際，ぼくは病理が好きだった．だから，病理医になって，元気にこうして仕事をできているのですが．今こうして，自分の仕事を振り返って見ると，「向き・不向き」とはまた少し違う，「ぼくの気質」が見えてきます．

寄り道とかお節介が好きなんでしょうね．

ぼくが知る限り，病理医として働く人々には，2通りの「気質」がある気がします．

それは，「一意専心でやるタイプ」と，
「八方美人でやるタイプ」です．

医者は，たいていなんらかの「専門」を持っています．

循環器内科医なら心臓や血管が得意だとか，整形外科医なら骨とか筋肉，関節に詳しいとか．この辺りは字面通りですし，皆さんも，想像がしやすいかと思います．

ただ，近年は医療が複雑化してきており，専門性が狭く，深くなる傾向にあります．心臓の中でも，カテーテルという手技が特に得意だ，とか．関節の中でもとりわけ，肘が専門だとか．たまに，

「整形外科は専門が複雑になりすぎて，人差し指の第2関節だけを専門にする医者もいるらしいよ」

なんていう笑い話も聞くくらいです．そんなマニアックな整形外科医はたぶんいないだろうとは思いますが，手首が専門，とか，肘が専門，くらいは実際によく聞く話です．

では，病理医の場合，「専門性」は，広いのか，狭いのか．
まったく異なる2通りのお答えがあります．

「治療も維持もしない，診断に特化している部門だから，狭いよ！」
「内科も外科も耳鼻科も婦人科も泌尿器科も相手にするから，広いよ！」

これ，どちらも正解なんですよね．見方が違うというだけで．

前 者と捉えるならば……

病理医とは診断に特化した人間．論理的で，学術好奇心が強いタイプにもってこい．患者さんとは会話をしない部門だが，医者をはじめとする医療者との密なコミュニケーションはときに診療レベルを引き上げる．なんとなく，「オタク気質」と

の相性がよさそうです.

　世の医療者の言を見るに，病理医は暗い部屋で顕微鏡ばかり見ているオタクだと思われている節がありますけど，好きな作品とかジャンルに入れ込んで，愛情と知識と金銭をつぎ込む[1]ことができる人たちという意味では，確かに，オタクっぽさはあると思うんです.

一方，後者ととらえるならば……

　臓器の全部，あるいは一部分という切り口で，あらゆる科と連携して仕事をする病理医は，じつは「営業気質」と相性がよいのかもしれません.

　朝には胃生検の診断をし，昼には肝生検について肝臓内科医と相談をし，午後には呼吸器科のカンファレンスに出席して，夜には外科のカンファレンスに出席する，などという病理医もいます.　思ったよりも，病理という仕事は，社交的なんですよね.

　もちろん，「病理診断」という包丁一本を持った職人だからこそ，さまざまな専門家で技術を発揮できるわけで，ただ社交的でいればいいわけではないのですが…….

　狭く没入できるし，広く活躍もできる.　どちらの働き方もあるんです.　ですから，病理の世界では，「一意専心タイプ」も，「八方美人タイプ」も，活躍できる舞台があるように思います.

　ただ…….
　後者については，時代とともに少々事情が変わってきたところもあります.
　整形外科の専門が，骨・筋肉・関節という広い考え方から，肘や手首といったように細分化されてきたのと同じように，病理診断もどんどん複雑になっています.今では多くの病理医が，消化管病理とか，脳神経病理とか，血液病理とか，婦人科病理，のように，自ら得意とするサブスペシャリティを持っています.　特に，大学病院や大学の基礎講座で勤務する病理医は，ほとんどの場合，専門臓器を1，2個持ち，その他の臓器についてはわずかにしか診断しないことが多いようです.

　「研究対象として脳腫瘍を扱っているため，脳腫瘍の病理については多くを目に

＊ 1…金銭をつぎ込む：ぼくは別にオタクじゃないんですが，病理診断科の研究費で買いそろえた教科書の量に満足できず，自腹で教科書を集めている点だけはちょっとオタクかもしれないと，思わなくもないです.

する機会があるが，逆に腎臓とか子宮を見る機会はほとんどない」

とか．

「大腸がんに関する多くの学会で評議員を歴任しており，全国から問い合わせを受ける立場で自他ともに認める大腸の専門家だが，乳腺や肝臓や胆膵は 10 年以上見ていない」

とか．

　多くの臓器を扱う医師としての側面は次第に薄れ，ほかの多くの医者と同じように，専門に生きていく人のほうが増えてきています．
　そんな中にあって．
　ぼくは，市中の病院に暮らす「いち病理医」です．市中病院では，「その病院にある科の病理をすべて見る」のが仕事ですので，ジャンルは比較的，幅広くなります．
　胃や大腸，肝臓，胆膵，肺などをよく見ます．乳腺，甲状腺を見る機会もかなり多いです．耳鼻科系，子宮，卵巣，腎臓，膀胱，前立腺についてはボスの 1 人に教えてもらいながら見る感じで，血液は興味があるけど見る頻度はやや低く，脳神経系はうちの病院では扱われておらず，軟部腫瘍は出てくるといろいろな人に相談しながら必死で診断する，という感じ．
　めったやたら，バラッバラです．勤務先が総合病院で，ベッド数がそこそこ多いと，こういうことになります．
　この職場を楽しめるか楽しめないかは，おそらく，「気質」にも関係しています．
　日替わりのカンファレンス，科によって異なる画像診断，臓器ごとに異なる病理診断基準．これらをどんどん渡り歩く仕事スタイルを好きになれたのは，ぼくが八方美人気質だったことと関係があったのかもしれません．八方美人ってあんまりいい言葉じゃないですけれど．よかったな，ここで働けて，とは思っているんですよ．
　八方美人ついでに，画像・病理対比はともかく，Twitter にまで手を出しているのが，いいことなのかどうかはわかりませんけれど……．

この章の最後に，ぼくが尊敬する何人かのボスのうち，「最も遠いボス」である S 先生との会話エピソードを 1 つお話しします．

S 先生は，消化管病理の大家であり，ぼくが大学院を出たあとに短い期間ではありますがお世話になった大恩人です．

すさまじい人です．

診断もすごいですが，それにも増して，説明能力が卓越しています．臨床医が病理診断について疑問を持っているとき，彼がしゃべりだすと，状況の描写力，背景に持つ知識の量，口調，すべてが調和して，叙事詩がたたみかけてくるような迫力を感じます．病理医の 1 つの完成形だなぁと思っています．

そんな彼に，尋ねたことがあります．

「先生が病理医を続けていくうえで，大事にしていることは何ですか」

彼は少し考えながら，こう答えました．

「ぼくはねぇ，消化管の病理では臨床医と会話をしながら二人三脚でやっているんだけれども，一方で，昔から軟部腫瘍に興味があり，ずっと取り組んでいる．

軟部腫瘍は，臨床情報が診断に必須だが，病理組織診断の側面だけ見てみると，マクロ形態学よりも一段倍率を上げた，ミクロ形態学や遺伝子・染色体情報の重要性が極めて高い．これに対して，消化管診断は，マクロ形態学こそが重要であり，マクロからミクロへの対比をしていくことが大切である．

消化管診断という，内視鏡医とがんがんディスカッションしながら形態学を究める病理と，軟部腫瘍診断という，整形外科医から情報をもらったあとはどこまでも顕微鏡の世界に潜り込んでいく病理．この 2 つは，ぼくにとっては，両輪のようなものでね．

どちらか一方だけだと，ぼくは，病理医を続けていくのが辛かったのではないかな，と思う．

会話のある病理と，沈思黙考する病理．それぞれを持っていたので，続けられたのではないかな」

この話を聞いたのはもう 10 年くらい前です．とても印象的で，今でも思い出せます．ぼくのつたない言葉で言い換えるならば，先生は，

「一意専心と八方美人の両輪を使い分けるという生き方もあるんだぞ」

と，教えてくれたのではないかなぁと思っています．

彼はその後，ぼくを学会で見かけるたびに，

「おお，誰だっけ，元気か」

といってくださるので，ぼくはそのたびに名前を名乗り，最近はようやく名前を覚えていただけました．

Dr. Yandel の「脳理」解剖

【マルチなお節介編】

❶ 「病理医っぽくない時間」を過ごすとき，ぼくの気質がきらめきます
❷ そうそう「うさ耳」をつけたときも，司会という狂言回しの時間でした
❸ まわりまわってお節介マルチタスクが日常に……
❹ でもこの気質，「病理医」にはフィットしてるんです
❺ 「一意専心でやるタイプ」と「八方美人でやるタイプ」
❻ 診断に特化した仕事，と，内科も外科も ALL で診る仕事．この両輪があるように思います

Dr. Yandel

いち病理医のリアル

Contents

1 病理に暮らす

2 診断が好きだ

3 敵に名前をつけろ

4 スケッチよりもシェーマ

5 退避・対比・コミュニケーション

6 石橋を叩いて渡す

7 君が作家なら，ぼくは編集者

8 ついついマルチなお節介

9 ドラえもんに会う前に

10 ある病理医のリアル

9 ドラえもんに会う前に

AI（artificial intelligence）と医療との関係を
現段階でなるべくまじめに考える章

コンピュータが進歩して，AI が人間の仕事を代行するようになる未来，
病理診断医は要らない子になるのだろうか．それはぜんぜんかまわないけど，
ちっともかまわないけど，ぼくの頭は，どうやってコンピュータに抜かされていくのだろうか．
それを見て，ぼくは将来，どう思うのだろうか．

たいしてキャリアが長いわけではないぼくですが，

　幸い，今まで多くの病理医に出会い，仕事を教わったり影響を受けたりしてきました．

　ほんとにいろんな人がいるんですよ．

　診断がめちゃくちゃ早い人．診断書の表現が美麗で，文章を読むだけで細胞像が思い浮かぶ人．目を見張るような免疫染色の使い方をする人．臓器の肉眼像を見るだけで顕微鏡像までほとんど完璧に類推できる人．

　酒を飲む人，飲みそうなのに飲まない人．たぶん人前では飲まないようにしている人，飲み会のときに肉ばかり食っている人．

　文楽とか歌舞伎が趣味の人．別荘を持っている人．バイオリンを弾く人．

　いつも同じパーカーを着ている人，全身黒ずくめの人，英国紳士みたいにスーツが似合う人．

　細胞 1 個分のがんを，弱拡大で見つけ出す人．

　何カ国語も使いこなす人．英語で冗談をいう人．

　メールの返事はちっとも返さないのに，すごいスピードで論文を書く人．

統計学の達人で，臨床論文を書きまくる人．

田舎の市中病院に勤めながら，症例報告を毎年1つずつ，丹念に出し続ける人．

当たり前ですけど，病理医にもいろいろいるんです．

病理診断とひと言でいっても，じつは多くのスタイルがある．患者さんとはお話ししない仕事ですが，医療者とお話しをくり返していく中で，病理医ごとに唯一無二の物語を紡いでいきます．

とても人間くさい職業です．ほかの医療者と，同じくらいに．

そんな病理医の書く病理診断報告書には，やっぱり，さまざまな人間らしさが潜んでいます．

「この胃生検の診断はとても難しい．内視鏡画像と照らし合わせながらの検討が必要である」

「この肝生検，病理だけ見ていれば，Aという診断が頭に浮かぶ．しかし，臨床検査データを見ると，Bの可能性もあるだろう．どちらが優勢なのかは，臨床医と病理医が話し合って決める必要がある」

「このプレパラートには，病変の本質部分が表現されていないかもしれない．もう一度検体を採取したほうがいい」

「珍しいCという病気を考える．診断根拠としてDとEという所見が見られる．ただ，できれば遺伝子検査を追加したい．ご検討ください」

病理診断は，「がんだ」「がんではない」では終わらない世界です．病の姿を少しでも詳しく解析してわかりやすく伝えようと，病理診断報告書にアナログなニュアンスを記していきます．

そんな努力の甲斐もなく，病理診断は一部の医療者からは，

「がんか，がんじゃないかを決める仕事にすぎないよね」

とも，思われています．

　検査センターに外注することで病理診断を得ている病院の医者や，そもそも病理診断を用いない科の医療者などは，

　「病理なんていち検査じゃん」

くらいにしか思っていなかったりも，します．

　この考え方が，合っている，間違っているという問題ではありません．これもまた，病理を理解する1つのかたちだと思います．

　「病理診断はいち検査」なる風評被害（？）に，いくら不満を述べたところで，病理医の人数が少なく，病院に多くの儲けを産むわけではない病理診断に対する予算は限られていることから，現実として，地方の医療は専任の病理医なしで回ってしまっています．
　たいていの病理医は，

　「ぼくの仕事がいち検査なんて，思ってほしくないなぁ」

とおっしゃるでしょうけれども．ええ，まったく，おっしゃる通りですけれども．
　病理医を雇えない場所，雇えない規模，雇う気がない部門の方々は，いち検査として病理を処理して，特に不自由もなく診療を終えてしまっているわけで．

　それまで病理医が常勤していた病院が，たまたま病理医不在となると，外科や内科の中にはじわじわと不満が溜まります．

　「もっと細かい検索がしたいなぁ」
　「もっと早く病理結果を知りたいなぁ」
　「病理医ときちんと会話をしたいなぁ」

　でも，地方病院などで，もとより病理医のいない生活に慣れてしまっていれば，この不満はさほど聞こえてきません．いや，不満があったとしても，対処のしようがないのです．無理です．そんなに病理医はいないんですから．無い袖は振れな

いんですから．不満を抱えながら日々の診療を行っていくうちに，結局，病理医がいなくてもなんとかなってしまう世界が完成します．

例えば，ぼくが住む北海道には，約100名の病理専門医がいます．その半数は，北海道唯一の大都市・札幌にいます．札幌市の人口は190万人．札幌を除いた北海道の人口は360万人．北海道のいわゆる田舎に住む360万人を，たった50人の病理専門医が診ています．

どう考えても，足りません．

釧路，北見，網走，稚内，根室……．どこにでも病院があり，外科があり，手術が行われています．病理医がいなければ絶対に手術ができないというなら，病院経営者は血ヘドを吐いてでも病理医を集めて回るでしょう．

でも，各病院は，そこまでしていません．

だって，検査センターに外注すれば，基本的な病理診断は得られますし．

検査センターの診断業務レベルが低いわけではないのです．しっかりと病理診断はしてくださいます．診断に定評のある医師を多く抱えているセンターが全国各地にいっぱいあります．

地方病院が，「病院にわざわざ専任の病理医を置くほどでもないかなぁ」みたいな雰囲気になったとしても，無理はありません．

病理医が専任しないことで医療に支障が生じることなんて，そんなに多くないのです．病理医が少ない，足りないといいながらも，地方の医療は今日も回っています．

「病理診断はとても人間らしい仕事だ，ぜひ人間にやってほしい」

と，少数の病理医が情報発信したところで，現実問題として，

「病理診断をする人は少ないし，とりあえず検査センターで結果さえもらえれば，いい．本当はもうちょっと細かい検討をしたいときもあるけど，仕方がない．ていうか，それで，仕事は回るし．がまんするよ」

これが現実です．

それに，足りないのは病理医に限った話ではありません．医療現場には，そうい

う,「できればいてほしいんだけどなぁ」みたいな望みは尽きません.

・すべてのがん診療現場が緩和ケア病棟と完全に連携していたら,どれだけ助かるだろう.

・患者さんの介護や在宅ケアを助けるソーシャルワーカーがもっと常勤していればなぁ.

・うちの病院にも感染症専門医がいたらなぁ.

・統計解析の専門家を雇えたらどれだけラクだろう.

こんな話,山ほどあるわけです.
専門職の不足に耐えながら稼働している医療現場は,あちこちに存在しています.病理医だけに限った話ではありません.

個性と使命と知性で人間らしく働く病理医たち.しかし,頭数が少ない.そこに,降って湧いた話があります.近年,メディアにじわじわと出始めた,人工知能を用いた病理診断,すなわち

AI（artificial intelligence）病理診断.

AI病理診断とは,プレパラートをデジタルデータとして取り込んで,コンピュータに病理診断の支援をさせる,というシステムのことです.

すごい,病理医不足を救ってくれるかもしれないぞ.
未来の病理診断は,人間ではなく,コンピュータがこなしてくれるんじゃないか.
AI病理診断がうまくいけば,地方の病理医不足も解消だ.医療費ももしかしたら抑えられるかもしれない.

開発途中の技術ではありますが,多くの期待が寄せられています.

これに対して，多くの病理医が，一家言お持ちのようです．Facebook の「病理医クラスタ」を見ていると，毎日のようにこのような反応を見ることができます．

① はぁ，何いってるの？　こんなに繊細な仕事，AI ができるわけないじゃん（笑）

② 正答率 90％？　95％？　100％出せないなんてあり得ないでしょ．

③ 「診断」をコンピュータに任せられるわけがない．人間が診断するから責任が取れるんだ．

④ AI が人間の仕事をラクにすることはあっても，われわれの仕事が奪われるとは思えない．

どれもこれも，たぶん「真実の一面」です．
でも，ぼくは，「AI が人間の仕事を奪うわけがない」という，多くの病理医の楽観論は，ちょっと甘いのではないかなぁと思っています．

AI のことを勉強していくうちに，わかったこと．
AI のことを勉強していくうちに，不安になったこと．
AI って，もっとずっと可能性があって，ぼくらの仕事にかなり肉薄してくる……というか，すでに一部は AI のほうが優秀なのではないか，ということ．
「今まで検査センターに病理を外注することで病理診断を充足させていた病院」にとっては，AI 病理診断さえあれば，病理医は必要なくなるのではないか，ということ．
AI がほとんどやってくれるなら，と，若い医師がやりがいを見失い，病理の道を歩むことを躊躇してしまう未来．

「AI 病理診断が発展した未来には，病理医が不要になるかもしれない，あるいは育たなくなってしまうかもしれない」

という仮説が，ぼくの中ではかなり大きくなってきているのです．

いち病理医のリアルな懸念を語る本として，この話題に触れないわけにはいきま

せん．だって，ぼくは，誰よりも当事者なんです．田舎の病院で勤務する病理医としては，廃れつつある地方病院での病理診断に光が当たるというのなら，期待せずにはいられません．

何より，本当に AI がぐんぐん発展して，代わりにぼくが要らない子になって，クビになったら，どうしよう．

そりゃあ，偉いところの一流病理医さんたちは，安泰でしょうとも．

ぼくにとっては，切実なんですよ．ですからすごく真剣に考えています．AI 病理診断をめぐる未来予測について，感情論で語ってはいけないなぁ，とか．コンピュータのことを，AI のことを，きちんと勉強して，何が起こるのかをじっくり見定めないとなぁ，とか．昨日コンピュータにできなかったことが，明日できないとは限らないのだ，ということを考えていかないといけないよなぁ，とか．

近い将来，AI 病理診断でできるようになるだろうことを列挙します．

(あえて，「AI のやや専門的な知識」と，「病理のやや専門的な知識」を，詳しく説明せずにそのまま記載することにします．ちょっと読みづらいでしょうが，しばし，お付き合いください)

●臓器の肉眼像や，プレパラート像を解析し，どこに病気があるかをピックアップし，それがどのような病気かを指摘することができる．

「形態解析技術」です．顔認証システムとか，Google 画像検索のような形態解析プログラムはどんどん進歩しています．1 枚の画像にどんな要素が含まれているかを解析する技術は日進月歩．「プレパラート上のがん細胞を高精度で発見できた」とする発表も次々と出てきています．すでに，「ひたすら多くの症例数を読み込ませて（ビッグデータ化して），精度を上げるだけ」の段階に入っているように思います．

例えば，リンパ節に潜んでいる転移したがん細胞を見つけ出すという仕事は，現在，人間の経験や勘，丁寧さによってなされています．これは病理医の仕事のごく一部でしかありませんが，標本の出来の善し悪し，がん細胞の種類の違いなどが組み合わさる極めて高度な技術であるため，「AI には無理だろ」「100% は無理だよね」などといわれています．

でも，渋谷の交差点を捉えたカメラの中から芸能人だけを自動でピックアッ

プする技術とか，高速で移動する車のカメラが前を通りすぎる人だけをチェックする技術とか，とっくに開発が進んでいるわけで，やっていることは同じですし，この業界（病理診断）でも，いかにきちんと金をかけて開発するか，という問題さえクリアできれば，実現はそう遠くないように思います．

　少し前のことですが，Google が AI に猫の写真をなるべくたくさん読み込ませると，猫の特徴を自動的に解析し，人間が「これを猫だよ」と教えてあげなくても，AI 自身が「猫とはだいたいこういうものだ」というのを理解し，犬や鳥，人などの混じった画像の中から，猫だけを選び取れるようになる，というニュースが話題となりました．有名な「ディープラーニング*1」と呼ばれるシステムを用いた，画期的な成果です．

　　「人間がこと細かに教え込まなくても，AI にデータさえ膨大に与えれば，勝
　　手に特徴を掴んで学習をしてくれる」

というのは，ぼくにとって，あるいは世界にとっても，本当に衝撃的でした．ディープラーニングを利用した病理診断においては，人間が 1 つひとつ，

　　「これは胃がんだよ」
　　「これは肝炎だ，特徴はこうだ」
　　「これは子宮内膜症だよ，ここに気をつけて診断しなさい」

と，AI に直接指導する必要がなくなります．胃がんなら胃がん，肝炎なら肝炎，子宮内膜症なら子宮内膜症のプレパラートをとにかく多く集めて，AI に読み込ませる．ディープラーニングは，症例ごとに共通する所見を勝手に探して，学習してくれます．犬とか猫の特徴を言葉で教え込まなくても，写真を大量に見せるだけで，AI が猫を猫だと判別できるようになったように．

　　「コンピュータに，人間の知るがん細胞の見え方を教え込んで，見つけさせる
　　という技術ではない」

ということに注意が必要です．その程度の技術だったら，膨大な病気のミクロ所見を AI に教え込むことは不可能ですし，人間でなければ病理診断はできない，ということになります．でも，そういうことじゃないんです．

---

*1…ディープラーニング：deep learning（深層学習）は多層構造のニューラルネットワークに対する機械学習の手法の一種で，「人工知能の革命」ともいわれる．

プレパラート，もしくはそれに類する検体の「ビッグデータ」をAIに学習させれば，そこに含まれている複合的な情報を用いて，AIが勝手に「胃がんとはこういうものだな」と判断してくれるのです．

　もともと，病理診断学は，一例一例の特徴をふるいにかけながら，

「これが共通しているんだな，これは関係ないんだな」

と，人間が歴史とともに観察を積み重ね，学んできた歴史です．一方のAIは，歴史を一からなぞるところから始めなければいけませんが，人間よりもはるかに高速な演算脳，ハイスループットな機能[*2] を持っています．

　AIが病理診断のなんたるかを学びきれないとしたら，その原因は，

「人間が出し惜しみして，プレパラートをいっぱい読み込ませてあげなかったから」

もしくは，

「プレパラート読み込みにまつわる技術的な問題点を，人間が気づいて解決することが遅れたから」

でしょう．

　2017年，東京大学が主導して，AI病理診断の実現に向けて何百万枚というプレパラートを読み込ませる試みがスタートしたのは，ビッグデータをAIに読み込ませるフェーズがスタートしたのだと解釈すべきでしょう．AI病理診断の学習はすでに始まっているのです．

● プレパラートから得られる情報を，従来の病理組織学的分類とはおそらく異なる方法で蓄積し，臨床データに一番相関するパラメータがどれかを検討して出力してくれる．

　形態解析技術をさらに推し進め，形態から予後（患者さんが今後どうなるか）や治療効果を推測する技術です．

＊2…ハイスループットな機能：（横文字を入れたらかっこいいと思って入れました）．検査とか研究の世界で，多くの検体を高速で処理することができるシステムを「ハイスループットである」と呼ぶ（かっこいいと思って入れました）．

この技術こそは，おそらくですが，AI の最も得意とする領域です．AI に読み込ませるビッグデータとして，プレパラート情報だけではなく，患者さんの情報やその後の展開（いわゆるメタデータにあたる）をきちんと入力していけば，先ほどの形態解析技術と，統計学的な解析の結果とを関連づけしてくれます．膨大な症例の紐づけ作業は，そもそも人間よりもコンピュータのほうが得意です．

　今まで人間がやってきた病理診断において，病理医は，「大腸がんか大腸がんではないか」を診断するだけには留まらず，「リンパ節転移するリスクが高い大腸がん」を選び出す，あるいはリスクの高さを評価するという仕事をしてきました．

　プレパラートを見て，浸潤の深さ（深達度）とか，脈管侵襲*³ とか，簇出 (budding)*⁴ といった「所見」を拾いあげ，度合いを判定し，スコアをつけます．脈管侵襲が多い大腸がんではリンパ節転移が多いことなどが，過去の病理医たちによって，統計学的に示されています．

　現在，『癌取扱い規約』などに採用されている細かい病理所見は，人間が直感的に見つけ出したあとに，その後の統計学的な解析によって，「使える尺度だ」と判断したものばかりです．

　この評価が臓器ごとにかなり複雑なため，AI には人間のような病理診断はできないだろうといわれる理由の 1 つとなっています．

　確かに，すでに人間が発見した，所見の読み方を，AI に教え込むのは大変です．深達度を判定するのも難しい，脈管侵襲の有無の判定にはコツがいる，人間がきちんと勉強しないととても見られるものではない，AI ごときがこれらを診断するなんて絶対に無理だ……．

　でも．

　くり返しになりますが，ディープラーニングがきちんと稼働した AI には，ものごとを 1 つひとつ教え込む必要はないのです．

　ビッグデータの集積とディープラーニングによる自己学習により，AI は新たな予後因子・予測因子を次々と発見してくれることでしょう．その因子の一部はすでに人間によって発見されているかもしれませんが，一部は人間には思いもよらなかった所見かもしれません．AI の用いる尺度が，人間の目と同じである必然性はないのです．臨床データとの紐づけをきちんとしておけば，人間が見出しきれなかった微細な違いを，AI は拾いあげることができるかもしれません．

＊ 3…脈管侵襲：血管やリンパ管は脈管と総称する．がん周囲の血管やリンパ管の中にがん細胞が見られることを脈管侵襲という．病理検査で脈管侵襲が確認されると，一般的に転移・再発の危険性が高くなるとされる．

●毎日のように出版される文献を網羅的に検討して，毎日の診療に使えるかどう
　かを，ビッグデータを用いて評価し，新たな尺度として取り入れることができる.

　　IBM のワトソンという AI が，血液内科の診療において，過去の論文を参照し
て適切な治療を見つけ出したというニュースをご覧になった方もいらっしゃるで
しょう. すでに，臨床医たちは，自らの繊細な臨床医療において，文献をサー
チして必要なデータを抜き出すことに AI を利用し始めています. 病理診断でも
これが可能になるであろうことは間違いありません. むしろ，なぜ血液内科領域
に先を越されたのか，不思議なくらいです. 病理が先に出すべき成果だったの
ではないかと思います. 研究者の頭数が少なかったから？　プレパラートをビッ
グデータにする作業に戸惑っているから？

●プレパラートの取り込みさえしてしまえば，あとは AI が診断をできるのだから，
　地方病院には切り出しをする人員とプレパラートを作成する人員，プレパラート
　を取り込む人員だけ置いておけば，病理診断医を置く必要がない.

　　これは副次的ですがとても大切な観点です.「病理医不足を補うことができる」
を，本質的に，具体的に説明しています.
　　本来，AI の登場を待たずとも，プレパラートの取り込み技術だけあれば，地
方病院の病理診断（遠隔病理診断）はもう少し効率化できたはずなのです. 実
際，日本病理学会などでは 15 年近く前から，テレパソロジー，デジタルパソロ
ジーなどと名前を変えながら遠隔診断技術に取り組んできました. しかし，現
場の反応はいまいちでした.

　「顕微鏡に比べると，PC モニタでの診断は異なるコツが必要で難しい. 顕微
　鏡のほうがラクに診断できる」

　とか，

　「遠隔でプレパラート診断だけできても，切り出しする病理医が必要なんだか
　ら，結局意味がない. だったら出張で補ったほうがいい」

　などの理由で，遠隔病理診断については限局的な成果しか出せないままずる

* 4…簇出（budding）：がん細胞がまとまりなくばらばらに間質内に浸潤している状態. リンパ節転移や予後を予測するために重要な因子.

ずると先延ばしになってきた結果，現在の北海道のような，圧倒的な病理過疎地域が爆誕[*5]しました．地方病院にはもはや若い病理医がおらず，一度定年退職した病理医を再雇用するなどして必死で病理診断科を延命させている状況です．

PCモニタ診断はここ数年でも飛躍的な進化を遂げているため，もう少し待てば，顕微鏡に慣れ親しんだ病理医であっても，PCモニタ上でストレスの少ない病理診断が実施できるかもしれません．しかし，そもそもAIが診断を担当するようになれば，話は別です．AIは顕微鏡のほうがよかった，みたいなことはいません．遠隔診断もかなり解決するでしょう．切り出しはどうするかって？それはAI以前に，人間が病理診断していてもつきまとう問題です．今すでに，地方には病理医が足りないので，切り出しを都会の病院で行うために臓器を宅配したりしているのですから……．

● そもそもHE（ヘマトキシリン・エオジン）染色を施行する必要がない．AIが一番読み取りやすい形式で細胞像を評価できればいいので，人間の目から見た見やすさは考慮しなくていい．

プレパラートが今の形であるかどうかも考え直さなければいけません．生体から切り取った臓器をそのまま機械にぶち込んで，共焦点顕微鏡などで直接観察するなどという離れ業も有り得るわけです．病理検査技師の仕事も様変わりする可能性があります．免疫染色なども一変するでしょう．蛍光染色が復権したりして．

● 病理診断が本当に必要なのかどうかも再評価できる．

形態診断と統計学的処理を同時に行えるので，各情報の「重みづけ」が，はるかに進歩します．臨床情報の読み込みだけで精度の高い予測ができる疾患，すなわち，「病理診断自体が不要な領域」というのも見つかるかもしれません．何をバカな，と思われるかもしれませんが，例えば，一部の肝細胞癌では，MRIや造影超音波検査の結果だけでラジオ波焼灼治療[*6]を行い，病理診断を行わないという診療方針もすでに存在しています．AIが診療に入り込むことで，「昔からやれといわれていたからやっている診断」に対してメスが入り，臨床的に病理診断というひと手間が必要なのかどうかを，ドラスティックに見直すこと

---

*5…爆誕：「爆発的（劇的）に誕生する」という意味合いの言葉．1999年の映画『劇場版ポケットモンスター 幻のポケモン ルギア爆誕』における造語といわれる．そうだったんですか（はじめて知った）．

ができます．医療費削減の意味でも，患者さんや医療者に無駄な待ち時間を与えなくて済むという意味でも，新たな展開が有り得るかもしれません．

まだまだありそうですが，このあたりにしておきましょう．
ぼくの暫定的な結論は，以下の通りです．

「AIには，人間とは異なった手法で，人間と同じかそれ以上の病理診断をすることができそうだ．それが 10 年で達成できるかどうかはともかく」

さて……．
じつは，ここからが，本題です．

煙に巻かれた気分の方はいらっしゃいませんか？　なんだか，複雑な持論をとうとう展開されて，よくわからなかったけど，AI で病理診断をできるできると見せつけられたような．無理もありません．それには，理由があります．

さきほどぼくが書いた文章を覚えていらっしゃいますでしょうか．

（あえて，「AI のやや専門的な知識」と，「病理のやや専門的な知識」を，詳しく説明せずにそのまま記載することにします．ちょっと読みづらいでしょうが，しばし，お付き合いください）

この文章は，「AI のちょっと専門的な知識 VS 病理医のちょっと専門的な知識」を，できるだけ専門的な視点を失わないように書いたものです．あえて他の章のようにはかみ砕かず，専門用語を多用したのにも理由があります．「ある問題」を顕在化させるためです．
とても根の深い問題です．
AI が何をできるか，病理医がどうすごいかよりも，むしろ「ある問題」のほうが，もっと重要かもしれません．その問題とは何か．

AI がどうとか以前に，病理診断自体が，大多数の人にとっては，ブラックボックスだ，ということ

です．

＊6…ラジオ波焼灼治療：肝臓にできた悪性腫瘍の治療法の1つ．超音波で観察しながら，皮膚を通して電極針を腫瘍の中心に挿入し，ラジオ波という電流を通電させ，針の周囲に熱を発生させ，腫瘍を壊死させる方法．

この文章をきちんと読んでくださった病理医の方々は，ぼくの展開してきた「AI万能論」の穴をご指摘くださるかもしれません．事実，市販の書籍などでも，AIが人間の仕事をすべて奪うことなどあり得ない，という論調が垣間見えます．病理の専門知識を有する人であれば，これだけの記述を羅列しても，いや，やはり人間は必要である，という結論を導くことは可能でしょう（じつはぼくにもできます）．

でも，この文章を読んで，例えば医学生は，例えば地方病院の臨床医たちは，例えば厚生労働省のお役人さんたちは，あるいは患者さんたちは，どう思うでしょうか．

「病理医って人は，がんかがんじゃないかを決めてくれるんだけど，そういう仕事は将来，AIが担ってくれるんだな．なんか難しい話はいっぱいあるけど，確かに，ここぞというところでは人が必要なのかもしれないけど，大部分はAIがやってくれるんだな．よかったねぇ」

こんな感じではないでしょうか．

Twitterには熱意にあふれ意欲に燃えている医学生がいっぱいいます．彼らの多くは，

「AIってのが出てきて，GoogleとかAppleとかベンチャーがいろいろ開発しているのをみると，まず病理診断と放射線診断はAIに取って代わられるだろうな」

と考えています．そういうツイート，週に1，2回くらいの頻度で目にします．

「10年では無理っていうけど，30年くらいあったらできるかも．だったら，今から病理医になろうとするのは，やめとこうかな」

大変です．現場はAIだけじゃ無理だ，病理医が必要だ，と思っていても，若手が病理医になる気をなくしてしまっています．

ぼくのような枯れた中年と違い，今の医学生はいわゆるデジタルネイティブ世代です．コンピュータの可能性について，ぼくよりもはるかに進んだ知識を持っている．

その彼らが，Twitter のタイムラインで，

「AI が病理診断に取って代わりそうだ」

というんです．ぼくはびっくり仰天します．えっ，たまに病理の話をしてくれてると思ったら，ぼくの仕事がなくなっちゃうかもっていう話⁉

ぼくは，知識の足りない医学生の勘違いを正そうと思って（?），いろいろ調べてみました．それはもう，朝から晩まで．人工知能学会に参加している人たちが書いている論文とか著作を読みあさり，AI の開発に携わっている方に話を聞いてみたりもしました．

そして，ぼくなりに，得られた結論は，こうでした．

今まで，「病理」というブラックボックスの中で行われていた病理診断が，今後は「AI」というブラックボックスの中で進んでいくようになるかもしれない．

もちろん，病理でできたことのすべてが AI でできるわけではない．それは，AI の可能性と限界を考えてみれば，わかる．人工知能学会でも，できることとできないことの話は，きちんと整理して検討している．人間にしかできない仕事があるってことも，わかっている．

でも，病理（ブラックボックス）から AI（ブラックボックス）に受け渡しが起こるとか起こらないとかいう話，それは，臨床医や医学生にとって，何か違いがあるのだろうか．意味がある話題なのだろうか．

彼らにとっては，もともと，よくわからない世界の話だ．わからない世界の人が，なにやら声高に叫んでいる．病理は人の手でやらないとだめだと．でも，ビッグデータ時代に，人力を残すことに何か意味があるのか？

ある程度のクオリティが保たれるとわかっているなら，人力は，もっと有用なところに振り分ければよいのではないか？

彼らは，きっと，そう結論づけるのではないだろうか．

江戸時代に「氷屋さん」という職業があった．氷屋さんは，とても澄み切った，綺麗な氷を運んでくれる．目の前で切り出してくれる．必要なだけ渡してくれる．

あるとき，「冷蔵庫」という新技術が登場して，氷屋さんの仕事はほとんどなくなった．今でも，銀座にある料亭やバーのように，「氷屋さんの氷はきれいだから，そっちを使うよ」といっている人はいる．だから，ほそぼそと，氷屋とい

う職業は残っている．確かに，冷蔵庫でつくる氷よりも，氷屋さんのつくる氷のほうがとてもきれいだ．料理も美味しく感じる．

でも，一般家庭の人々にとっては，氷があるという，その事実だけで十分だ．澄み切っていなくていい．長持ちしなくていい．自動的に，安直に，手軽に手に入ればそのほうがよっぽどいい．

病理も，これと同じなのではないか，彼らがそう感じたとしたら，ぼくらは，どういい返せるというのか．

白状しましょう．

ぼくはかつて，AI病理診断というものがささやかれ始めた頃に，Twitterでこのようにつぶやいたことがあります．

「臨床医という仕事がコンピュータに取って代わることがあるでしょうか？というと，多くの人はあり得ないといいます．だって，人を相手にする仕事だから．

病理医だって，人を相手にするんですよ．患者さんではなく，医療者が相手ですけれど．

病理医がAIに置き換わる未来には，臨床医だってAIに置き換わっていないとおかしいはずです．どっちも，人間相手の仕事なんです．

単純に，病気かそうでないかを判断するだけじゃない．細かく人に寄り添って，対応を一緒に考えて，ともに歩いて行こうとする存在，それが医療者です．

だったら，臨床医も病理医も，AIに置き換わる未来が，いつ来るのか．それは，ドラえもんレベルのAIが完成した日のことです．

まだ，当分先のことだと思うんですよ．ドラえもんに会えるのは……」

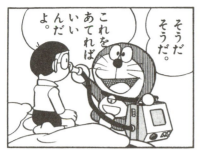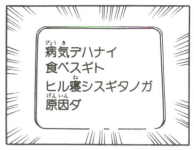

図1　お医者さんカバン．藤子・F・不二雄（著）．ドラえもん（てんとう虫コミックス）20巻，第3話「お医者さんカバン」．小学館，1981．より［© 藤子プロ・小学館］

ぼくは間違っていました．問題を矮小化していました．

　現実に起こっている本当の問題に気がついていなかったのだと思います．
　臨床医の仕事がすべてAIに置き換わるのは，ドラえもんが完成する頃だと思います．その考えには，今でも大きな変更はありません．
　でも，病理医は，もう少し早く置き換わってしまうかもしれない．
　ドラえもんまでは必要なくて，「お医者さんカバン」があればいい（図1）．
　それも，薬が飛び出てこない，診断だけしてくれる，お医者さんカバン．
　カバンの中身で何が起こっているのか，カバンが何を施行しているのか，われわれにはうかがい知ることができません．でも，それでかまわないのです．診断というものは，私たちにとって，「箱の中で済ませてくれれば十分」だからです．

　病理医は，こんな複雑な仕事はAIにできるわけがない，という．

　けど，AIは，複雑だった仕事を，ビッグデータとディープラーニングによってすべて変えてしまう力を持っている．AIが病理診断に取って代わるのではなく，診療体系が根本から入れ替わってしまうかもしれないのです．

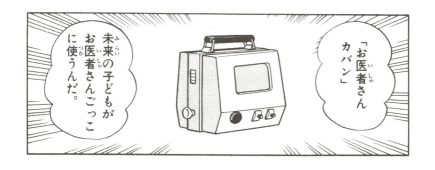

- 病理医が人間でなければいけないというのなら，なぜ日本の病理医はこんなに少ないのですか．
- 病理医が人間でなければいけないというのなら，なぜ地方病院の医療は検査センターでの外注に頼り切りで，レポートに書かれた一行の診断のみで回っているのですか．
- 病理医が氷屋さんのような職人であるというのは，誰よりも知っています．ぼくは，いち病理医ですから．

『フラジャイル』のおかげで，病理医の知名度が上がり，大学の基礎病理学講座や，大学病院・ハイボリュームセンター*7 の門を叩く医学生が少しずつ増えています．

彼らは，病理学という魅力ある世界に触れ，きっといい病理医になるでしょう．

病理医というのは，病理診断を担当するだけではなく，医療者とコミュニケーションを取りながら，研究領域ともコミュニケーションを取りながら，働いていきます．

病理医という職業には，
- 診断医
- コミュニケーター
- 学者

という3つの側面があります．

この，学者とかコミュニケーションという側面は，今後もなくなっていくことはないでしょう．科学者はいつだって，最新技術の先で研究をします．だから，その意

*7…ハイボリュームセンター：例えば，がんの外科治療の手術が多い施設（high volume center）のこと．でかい施設（かっこいいと思って入れました）．

味で,病理医の仕事がすべて AI に奪われるなんてことは,将来的にも有り得ません.

でも,「診断医」は,どうですか?

現役病理医の皆さんがいうように,本当に,AI 診断に取って代わられる心配はないのでしょうか?

ぼくは,病理診断医がブラックボックスである限り,AI 病理診断に取って代わられる懸念は避けられないと思っています.

ついでに申し上げます.

今,病理診断に携わっているぼくは,「病理医は,AI 病理診断を積極的に推し進めるべきだ」と感じています.

AI 病理診断の,成功のキモは,ビッグデータです.だったら,AI を敵視せずに,どんどん積極的に標本を供出する.病理医の仕事の「1 つ」である,病理診断が AI に奪われるのが悲しいとか信じられないとか,そういうケツの穴のちっちぇえことをいわずに,もう,どんどん一緒に前に進んでしまうのがよい.

臨床データを収集し,プレパラートを提供し,AI の診断がどちらに行くのかの過程で,臨床の医療者たちが持っている声,ほんとはあれもこれも知りたいんだという声をどんどんすくいあげて,AI 病理診断を開発している人たちに伝えていく.現状,まだ発展途中の AI 病理診断がはじき出す回答のフォーマットを,多くの疾患を見て,わかりやすい文章で臨床に伝えてきた現役病理医の知見を活かして,現場レベルでどんどん改善していく.

そのほうがいいのではないか.

プレパラートのデジタル化を進めることは,地方診療を救うことにもつながります.デジタルパソロジー[8] は顕微鏡に比べると見づらいからいやだ,とかいっている場合じゃないんです.ありとあらゆる医療分野の中で,顧客が医療者であるからこそ,患者さんに比べると多少は専門的な会話が許されるからこそ,真っ先にAI 時代に乗り込んでいく気概こそが,必要なのではないでしょうか.

病理診断のほとんどを AI が担当する未来.たとえ,診断者としての病理医が不要になったとしても.

---

[8]…デジタルパソロジー:病理ガラス標本(プレパラート)についてデジタル画像を撮影し,ディスプレイに表示して,病理標本を観察する技術的方法論のこと.要は,顕微鏡ではなく PC モニタで診断すること.

AI から降りてくる情報を解釈し，ストーリーを与えるコミュニケーターが必要です．AI がはじき出すデータは，ふたを閉めた箱の中で演繹と帰納，仮説選択のくり返しの末に出てきた結果にすぎません．AI が途中経過を語らずに結果をはじき出す裏に存在している，生物学的な曼荼羅があります．何千本もの矢印が縦横無尽につくり出す複雑なストーリーを，臨床にいる医療者・患者の双方が理解できるように，語る役割が求められます．

また，曼荼羅の一部にスポットライトを当て，学術的な発展の可能性を拾いあげ，新しい医療を産み出す学者も必要です．病理学講座には，研究者になろうとして入局する若者がこれからも増え続けるでしょう．

広い意味での病理医が，いなくなるわけはありません，ぶっちゃけ，そこは心配していません．

ただ，ぼくは「いち病理診断医」ですから．やっぱり，コミュニケーションとか学術だけじゃなくて，形態診断技術がこの先どうなるのかなぁ，ということを，とても気にしています．

ぼくは，20 年後，30 年後に，診断医として生き残っているのでしょうか．

これからのぼくらの一挙手一投足が，未来の病理医のあり方を決めるんだなぁと思うと，責任感に震えますし，その結果，自分がどのように働いているのだろうと考えると，ちょっとゾクゾクします．

若い医学生たちが，「AI があるなら，進路として病理はないな」みたいなことをいっているとき，壁をぶち破りながら高笑いで登場して，

「そうか！　来ないのか！　ならば，新しい医療が今まさに産まれようとしている瞬間に立ち会う楽しさは，私がもらった！　はーっはっは！」

とかいいながら颯爽と去っていくのが，かっこいいんじゃないかな．
そんなことを考えています．死亡フラグ*9 かもしれませんが．

＊9…死亡フラグ：漫画，アニメ，ゲーム，映画などのストーリーの中で，死亡を暗示させる発言や行動のこと．例えば，そのセリフをいったことで，いった本人が死亡してしまう，そんな「前ふり」となるセリフなどをいう（ぼくは得意です）．

Dr. Yandel の「脳理」解剖

【AI編】

① AI病理診断への懐疑的な反応（ヒトの自信）って，少し甘いかも？

② 形態解析技術，病理組織分類，文献検索解析など，すでに「爆誕」の可能性があります

③ 病理診断自体がブラックボックス，AIもブラックボックスなんです

④ AIにできるなら，今後もそこに人智を費消する必要があります，か……？

⑤ 病理医の役割（①診断医，②コミュニケーター，③学者）のうち，①のAI化は避けられない，かも

⑥ だとしたら「AIを積極的に活用してしまえ」，そして「新しい医療に立ち会う気概を持て」とつい思ってしまいます

Dr. Yandel

いち病理医のリアル

Contents

1 病理に暮らす

2 診断が好きだ

3 敵に名前をつけろ

4 スケッチよりもシェーマ

5 退避・対比・コミュニケーション

6 石橋を叩いて渡す

7 君が作家なら，ぼくは編集者

8 ついついマルチなお節介

9 ドラえもんに会う前に

10 ある病理医のリアル

10 ある病理医のリアル

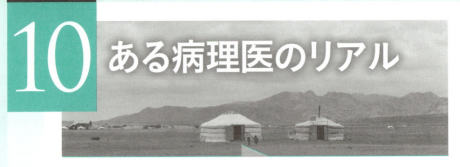

ぼくのエッセイを皆さんに押しつける章

朝は早いが夜も早い．15年目でいちおう替えが効かない．すごく大事にされている．
あまり親しくはされない．当直がない．脳がしょっちゅう沸騰する．
研究会にプレゼンをつくり，講演をして，メールでコンサルトを受け，看護学生に講義をし，
共同研究の相談をされ，本を書き，論文を書いては消し，本を読む．
病理医になって，仕事の境界が溶けた．
これは別にいいことだとはいわないけれど，リアルではあると思う．
病理医がみんなこうではないけれど，こうなったらあなたはどう思うのだろう．

目が覚めた直後，意識の置きどころが定まらない数分がある．

Twitterの誰かが，

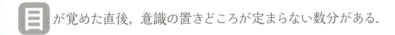

GPSをオンにして現在位置を探索中のときみたいだ

と表現していた．なかなかわかりやすい．人間は起動時に，空間と時間両方の現在位置を検索する時間を要する．

月曜日だった．体力が回復している．Twitterの誰かが，月曜日はつらいとよくいうのだが，ぼくは逆だ．休んだ直後なのだから，月曜日こそが一番元気だ．一刻も早く出勤する．日が昇る前に出勤できると，何かに勝った気分になれる．

出勤する車中で，先週末に積み残した検体のことをちょっとだけ考える．**剖検（病理解剖）**[*1]症例だ．ぼくは解剖が基本的に嫌いである．一番嫌いなのは，解剖こそが病理医のアイデンティティだと飲み会で周りに聞こえるような大声で叫ぶ人間，二番目に嫌いなのは，病院がなにがしかの指定を得るために必要だからといって，問題点もないのに件数だけを積み上げるために依頼された病理解剖，三番目に嫌いなのは，人の死に際して問題点がないといってしまえるぼくらのマヒした感覚．

[*1]…剖検（病理解剖）：病理医の仕事には大きく，①細胞診断（histology），②細胞診（cytology），③病理解剖（剖検といわれる）がある．病理解剖とは，病気で亡くなった患者の遺体を解剖し，臓器，組織，細胞を直接観察して詳しい医学的検討を行うこと．

はじめて自分が執刀医となった病理解剖の症例を覚えていたら格好もついたろう．しかし，ぼくはかの人の主診断名を覚えていない．自分が何をどのように切ったのか覚えていない．オーベン[*2]が誰だったかも忘れてしまった．ただ1つ，剖検が終わったときに皮膚を縫い合わせていたときのことだけを，昨日のことのように覚えている．絶対に忘れない．

病理解剖は，遺体をばらばらにするわけではない．胸部・腹部にメスを入れるが，できるだけシンプルな傷を入れる．終わったときにきれいに縫い合わせて，包帯とサラシを巻けば，お棺の中を覗いてもまさかこれで解剖をされたとは思えない．

病気で亡くなった方の無念は，タンポポの綿毛のように周囲に飛散する

医療がもっと進歩していれば，まだ生きていられたのだろうか．もっと早く見つかれば．もっと違う治療があれば，違う出会いがあれば，違う人生であったならば．人間ひとりの命の痕に，無数の人間の哀しみと後悔の花が咲く．

無念を癒やす一番の薬は時間である．
時間をつぶす一番の技術は考えることだ．
考えるために必要なのは知識と知恵である．

知識は「観察」と「発見」と「反復」で増やす．知恵は「仮説形成」と「帰納」と「演繹」で増やす．死を観察する．死を観察し，知識が増え，考える題材が与えられ，時間がつぶれ，無念が晴れるかもしれない．まだ見ぬ未来の人の無念までも，晴れるかもしれない．

すでにダイナミズムを失った体には循環動態を直接表す指標は残っていないのだろうか．そうではない．交差点の写真を1枚とるだけでは，そこに写っている車が走っているのか，止まっているのか，わからないだろうか．そうとは限らない．信号を見る．車の間隔を見る．運転席に座っている人の表情を覗き込む．歩道に立つ人々の目線を見る．止まっている一枚の絵からでも，渋滞の存在，排気ガスによる周囲の汚染，人々のストレスを見極めることは可能だ．

臨床医が提示した末期の経過と，剖検で得られた肺の所見とが合わないような

*2…オーベン：指導医のこと．

気がしていた．本当に心臓が原因だったのだろうか．

　すでに終わった患者の時間を巻き戻す．周りにいる人たちの表情も巻き戻っていく．担当医がナースステーションの片隅であごに手をあててモニタを覗き込む様子が見える．

　家族の一部はあきらめている．家族の一部は期待を持ち続けている．家族だというひとくくりでは，人の心を推し量るのは無理だ．医療者だって，任せてくださいと口にした瞬間から，悩みをそっと抱え込む人もいれば，すべてを振り切って邁進する人もいる．

　担当医はなぜ剖検を依頼したのか．
　誰のためのケアなのか．
　何を暴くつもりなのか．
　何に後悔しているのか．

　初春の早朝に，道路工事をしている．おかげで車線が1つ潰れてしまっている．交通量の少ない時間だが，渋滞であった．古いドイツ車に乗っているぼくは，エンジンがいまいち落ち着かないでいることが気にかかる．エラーのランプが1個ついている．

　やっとの思いで出勤をすると，もう7時半を過ぎてしまっていた．始業まで1時間もない．PC 2台を立ち上げる．顕微鏡のスイッチを押す．二度のビープ音が聞こえる．

　メールチェックすると，「拝啓」で始まり「敬具」で終わるメールが届いていた．先日，バリウム画像・病理対比で講演をした会の代表からだ．また盛りだくさんのプレゼンをぜひ見せてください，と書いてある．ありがたいことだが，心のドアの1つが開いて，つまりはプレゼンの内容が多すぎて，**テイクホームメッセージ**[*3] がぼやけちゃったから，1度聞いただけではわかんないってことじゃないの，という声が聞こえる．くせなんだよな．伝えるという目的よりも，盛り込むという手段を選んでしまったようだ．もっと人に優しくならないといけない．自分にばかり優しくしている気がした．

　本棚を隔てた向こうのスペースから，ぼくよりも早く出勤していた研修医が顕微鏡のレボルバーを回す音が聞こえる．彼はうちで研修をしたあと，大学に戻って研究者を目指すという．病理の講座で研究をするなら，病理診断についても詳しくなっ

---

*3…テイクホームメッセージ：プレゼンテーションの方法論の1つ．時間と場所が限定された状態で聞き手に趣旨を簡便に伝えるために，必要最低限の主張をまとめた「テイクホームメッセージ」と呼ばれる一言をくり返すこと．

ておけば，何かと役に立つよなぁ．そういって，ぼくは自分の本を何冊か貸した．もうすぐ彼の研修は終わる．先日，話を聞いてみたら，大学院ではほとんど病理診断はしないそうです，バイトは当直でなんとかします，といっていた．うん，そうか，そういうこともあるよなぁ．形態診断学は，使わないにしても，無駄にはならないと思うよ．いい研究者になれたらいいなぁ．ぼくは，なれなかった．今でもずっと，ドアの1つを釘で打ちつけてしまっている．

　8時を過ぎる頃から，メールの着信回数が多くなる．先日レビューを一緒に書いた人から，次の仕事の相談が来ていた．自分の病院の病理診断だけでも手一杯なぼくだけど，彼のように，臨床医として多くの患者さんを診ながら，立て続けに多数の論文を発表し，学会や研究会の仕事も非常に多い人を見ていると，彼の仕事を断るなんてとんでもない，という強迫観念のようなものがわき上がってくる．

　エンジンが一瞬ぶるんと震えた．
　海外か．
　参ったな，うーん．駅前留学という言葉が浮かんで消える．

　なんと返信をしようかと考えているうちに，釧路の某看護学校の教員からメールが届いた．今年の卒業生たちは，国家試験の傾向が変わったためにかなり苦労したらしい．3年弱前に教えた子どもたちが，成人し，社会人になろうとしている．つい，上から居丈高にはなむけの言葉でも贈ろうかと考えてしまう．

　講義の初回，病理学のことを教えるよりも先に，1時間半かけて，SNSの使い方について細かく説明した．

　いいかい，Twitterの自己紹介欄には絶対に名前とか看護学校の名前を書くなよ．世の中にはぼくよりもはるかにタチの悪い変態がいっぱいいるぞ，やつらはネットを徘徊して看護学生と名前のつくアカウントを全部チェックしていたりする．カギをかけろ．ツイートを見られるな．カギをかけて知り合いしか見ていないからといって安心するな．LINEですらスクショされて炎上のネタにされる時代なんだぞ．君たちは自分のどこに自信があるか知らないけれど，例えば，グラビアモデルみたいな女性が，自分のスタイルに自信があるから

といって全裸で街を歩くだろうか？　そんなことは絶対にしない．すっぴんだって見せない．メイクをして歩く．すっぴんメイクというのはたんなる詭弁なんだろう．ぼくはもうだまされないぞ．なんだすっぴんメイクって，なぜすっぴんメイクを落としたら別人の顔になるんだ．ああいうのはもう絶対に許さないからな．話がずれた，そういうことじゃない．自分の楽しい部分，誇りに思っている部分，じつはみんなに知ってもらいたい部分を世界にそのまま晒すと，変質者が寄ってくるし，何より，晒している人間自体が変質者だと思われてもしょうがないんだ．わかるかい，ぼくは本名も職場もぜんぶ Twitter でさらけ出しているが，普通に変態だと思われているだろう．拍手をするな．頼むぞ．SNS には病院での出来事を書かないこと．誰も見ていないから大丈夫，なんていうのは，今ここには誰もいないから安心だといって，例えば，ダムの上で全裸になって踊っているのと一緒だ．大事なところは隠せ．自分の名前だけじゃなく，人の名前もなるべくつぶやかないほうがいい．仮名にするにしても気を遣え．ぼくのおすすめは，世の中に絶対いない感じのやつだ．例えば……山田アンチウイルス君とか，田中ダウ平均株価さんとか，そういうのがいい．いいね，君らが輝く場所は，SNS じゃない．どうしても SNS で「いいね」をほしかったら，ダジャレがいい……．それも，究極にくだらないやつがいい……．200「いいね」くらいならダジャレでもらえるぞ．がんばれ……．

　はなむけの言葉なんて考えつかなかった．だいたいぼくだってまだ病理医になって 10 年しか経っていないんだ．偉そうなことをいえた立場じゃない．

　もうすぐ始業時間となる．今日はチェックの仕事がない．さっそく自分の一次診断の準備をする．生検はひと通り片づけてしまっているから，術材の診断を進めていこう．
　将来，AI がやってくれるようになるのかぁ．そうかもしれないなぁ．診断の根拠，所見の読み方とかも，変わっていくのかもしれないなぁ．臨床医から電話がかかってきたら，なんて答えることになるん（トゥル）

（ガチャ）「はい，病理市原です」

「おはようございます．X です」

「おはようございます．お問い合わせですね」

「ええ，ID よろしいですか．○○○，○○○○」

「はい，YY YY さん」

「ええ，その方なんですけど……．じつは血中マーカーで AFP が高いんですよ．事前の生検のときには依頼書には書けなかったんですけれど」

「それ，免疫染色もうやっておきました．なんとなく」

「あっそうですか，肝臓には結節がないんですけどねぇ」

「それなんですけど，高周波プローブで肝表面を見ていただくのがいいのではないかと」

「それ，オーダー済みです．今日やります」

「さすがですね」

「さすがですね」

「じゃ，お互いさすがということで」

「はい，お互いさすがということで」

……これくらいの内容なら，AI でも行けるだろうなぁ．勉強するまでは絶対無理だと思ってたけど，ディープラーニングの特徴を考えると，どうもいける気がする．

ストーリーをいくつか用意して吟味するまでは AI はやる．けど，そのストーリーが実際どういうものか，人間に提示して納得してもらうインターフェースは当分完成しない．だから，AI には診断の「妙味」を解説することはできないし，医療者に対して病理医がインフォームド・コンセントしている今の仕事を，全部請け負えるとは思えない．

けど，優れた臨床医であれば，データを見て察することができるんだよなぁ．今でも，血液生化学データなんかは，無味乾燥な数字で出力されているわけで，これにストーリーをつけて読み解くことまでを臨床医がやっているんだし，病理だって無味乾燥な数字で出力しても，結局臨床医はうまく読み解くんじゃな（トゥル）

（ガチャ）「はい，病理医ヤ……市原です」

「あっ，ヤンデル先生おはようございます」

「今のは間違えただけです．おはようございます」

「ええと ID いいですか，今 Twitter やってなさそうだったからいいですよね．○○○，○○○○」

「人のネット状況を電話で報告しなくていいです．はい，ZZ ZZ さん」

「その方です．この人，ええと，診断書に Group 2 って書いていただいたんですけど，これってやっぱり再検査したほうがいいですよね」

「ええ，書いた通りですが，ぼくわりとがんの可能性が高いと思ってるんです．低確率で良性かもしれませんが，かなりがんくさいと思っています．確実に診断するならもう一度生検，がいいんですけど，……もしやあれですか，もう一度胃カメラ，がきつそうな方ですか」

「いやー，この方，全身状態があまりよくなくてですね．とりあえず管理してから，様子が上向きそうならそこで改めて精密検査，くらいでいいかなって思ってるんですよ」

「そういうことであれば，待っていいと思います．すさまじい高異型度のがんというわけではなさそうなので．予後を決めるのがこの病変だとは今のところ思えません」

「ですよね」

「もうちょっとぼくもデータ見ておけばよかったですね……」

「やー，病理の先生がいちいちそこまで全員のデータ読んでたらパンクしちゃいますから」

「今のところメタルしちゃってますね」

「デスボで」

「はい」

「では」

「はい」

会話，会話．会話をしないと．

インフォームド・コンセントを日本語訳すると，お互いが納得するまで会話する（五七五）であろう．

やれるもんならやってみろ，AI．
ぼくらはお前らとも会話してやるからな

昼食まであと16分．1件の手術検体を見切るには少々心許ない．原稿を書く時間にした．

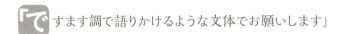すます調で語りかけるような文体でお願いします」

そう依頼された本．9章まで書き終えた．まだ手直しの必要はあるが，ほぼ全体像が見えてきた．この本を読んだ人は，何か得ることができるのだろうか，何かを察してくれるだろうか，一方的なひとり語りを不特定多数の目に触れさせるだけで終わらないだろうか，ストーリーが伝わったのだろうか．若干の不安が残ったままではあったが，とにかくリアルを伝えればなんとかなります，そう背中を押された気がしていた．何か書き残した文章はないだろうか，心のドアを1つひとつ開けていく．いくつかは開かないままだけれど，些細な問題だ．うん，あともう少し，会話を載せよう．あの先生とあの先生をモデルにした架空の会話．あの病院であの人と話したときの記憶をもとにつくった会話．ぼくが自分と語るときの会話．まだ書いていないリアルを書き足していたら，ボスが昼食に呼ぶ声がした．

11：36 am，札幌厚生病院病理診断科にて記す

市原　真

索 引

●あ行

インターネット・ミーム	5
ウェスタンブロット	113
オーベン	167

●か行

癌取扱い規約	60
牛トロ丼	71
金銭をつぎ込む	139
クリーンベンチ	112
黒歴史	85
激詰め	27
検体	6

●さ行

質量分析装置	114
死亡フラグ	163
手術検体	9
手術前診断	58
術材	7
上皮性悪性腫瘍	98
進行度	57
数独	69
スクラブ	17
生検標本	3
簇出	154

●た行

タンパク異常解析	115
厨二病	84
ツイ廃	74
ディープラーニング	151
テイクホームメッセージ	168
デジタルパソロジー	162
転移	56

●な行

内眼診断	18

●は行

ハイスループットな機能	152
ハイボリュームセンター	161
爆誕	155
針生検	20
病理解剖	166
病理診断報告書	10
振り返れば奴がいる	29
剖検	166
ホロホロホロ…	76

●ま行

マイクロピペット	112
マッペ	11
脈管侵襲	153
免疫染色	8
戻ってこい! 石川ァー	33

●ら行

ラジオ波焼灼治療	156

●A～G行

budding	154
deeper cut	23

●H～N行

HE 染色	72

●O～Z行

PCR 法	113
UICC/TNM 分類	59

● プロフィール

市原　真（いちはら　しん）

　1978 年生まれ．2003 年北海道大学医学部卒．国立がんセンター中
央病院（現国立がん研究センター中央病院）研修後，札幌厚生病院病
理診断科へ（現，同科医長）．医学博士．病理専門医．臨床検査管理医．
細胞診専門医．共著『上部消化管内視鏡診断マル秘ノート』（医学書院），
単著『症状を知り，病気を探る』（照林社）がある．

　SNS では，Twitter のアカウント名【病理医ヤンデル（現在は「ヤン
デルさん」）】として知られる（フォロワー数 83,748）．ブログ『脳だけが
旅をする』日々更新．トレードマークのうさ耳は，フジテレビでドラマ化
された漫画『フラジャイル 病理医岸京一郎の所見（6 巻）』（講談社）
にも登場する．

いち病理医の「リアル」

平成 30 年 2 月 10 日　発　行

著作者　　市　原　　　真

発行者　　池　田　和　博

発行所　　丸善出版株式会社

〒101-0051 東京都千代田区神田神保町二丁目 17 番
編 集： 電 話（03）3512-3262／FAX（03）3512-3272
営 業： 電 話（03）3512-3256／FAX（03）3512-3270
http://pub.maruzen.co.jp

© Shin Ichihara, 2018

組版印刷・株式会社 日本制作センター／製本・株式会社 星共社

ISBN 978-4-621-30239-2　C 3047　　　　　Printed in Japan

JCOPY 〈（社）出版者著作権管理機構 委託出版物〉

本書の無断複写は著作権法上での例外を除き禁じられています．複写
される場合は，そのつど事前に，（社）出版者著作権管理機構（電話
03-3513-6969，FAX03-3513-6979，e-mail:info@jcopy.or.jp）の許
諾を得てください．